癌症信号早发现

徐 林　陈文庆　编著

吉林科学技术出版社

图书在版编目（CIP）数据

癌症信号早发现 / 徐林，陈文庆编著 . -- 长春：
吉林科学技术出版社，2023.8
ISBN 978-7-5578-9580-8

Ⅰ . ①癌… Ⅱ . ①徐… ②陈… Ⅲ . ①癌－防治－普
及读物 Ⅳ . ① R73-49

中国版本图书馆 CIP 数据核字 (2022) 第 254617 号

癌症信号早发现
AIZHENG XINHAO ZAO FAXIAN

编 著	徐 林 陈文庆
出 版 人	宛 霞
责任编辑	安雅宁
助理编辑	丑人荣
封面设计	李 涛
制 版	上品励合（北京）文化传播有限公司
幅面尺寸	170 mm x 240 mm
开 本	16
字 数	200 千字
印 张	13
页 数	208
印 数	1-6000 册
版 次	2023 年 8 月第 1 版
印 次	2023 年 8 月第 1 次印刷

出 版 吉林科学技术出版社
发 行 吉林科学技术出版社
社 址 长春市福祉大路 5788 号出版大厦 A 座
邮 编 130118
发行部电话 / 传真 0431-81629529 81629530 81629531
81629532 81629533 81629534
储运部电话 0431-86059116
编辑部电话 0431-81629378
印 刷 长春百花彩印有限公司

书 号 ISBN 978-7-5578-9580-8
定 价 58.00 元

前　言

　　一提到癌症，很多人心里就会产生一种恐惧感，常常把癌症与死亡划等号。其实，癌症只是诸多慢性病的一种，是可防可控的，甚至比一些末期高血压、糖尿病、心脏病等常见慢性病的生存率还要高一些，并不像人们想象得那么可怕。而人们之所以谈癌色变，主要就是对癌症缺乏了解，使癌症的威胁在社会中被过度解读。

　　世界卫生组织（WHO）提出，1/3 的癌症可以预防，1/3 的癌症可以治愈，1/3 的癌症可以治疗，由此提出了癌症的三级预防策略。

　　●**一级预防**：指病因预防，尽量避免或减少危险因素暴露，比如控烟、远离致癌病原体、限酒、保持健康体重、适度运动、合理膳食、减少室内空气污染、做好职业防护等，以降低癌症发病风险。

　　●**二级预防**：指对高危人群进行早期筛查、早期诊断和早期治疗，早期的癌症大多有很高的治愈率，但目前很多患者不了解癌症的报警信号，缺乏早期筛查的意识，确诊时已是中晚期，直接影响了治疗效果。

　　●**三级预防**：指通过手术、放疗、化疗、生物治疗、中医中药等治疗方法的综合应用，缓解癌症患者症状，延长生存期，提高生活质量。

　　《癌症信号早发现》一书就是以癌症的三级预防为理论基础编写而成。书中介绍了癌症的基本常识，常见癌症的报警信号、治疗方法、调养措施等，癌症的高发人群，防癌体检，患者和家属最关心的问题，以及精神心理因素对癌症治疗效果的影响等。

　　癌症不是不治之症，希望大家对癌症多些了解，提高防癌筛查的意识，当身体给我们报警时，及时就医，最大限度减轻癌症的伤害。

目 录

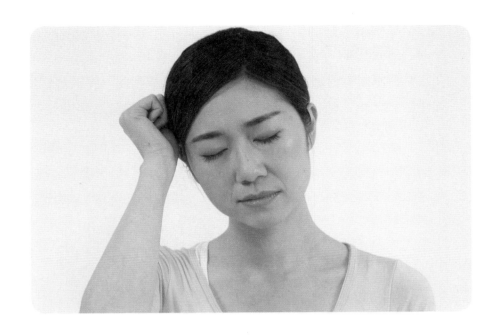

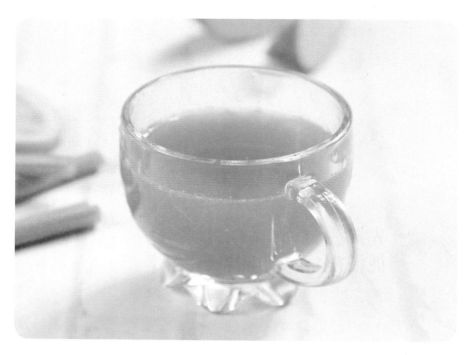

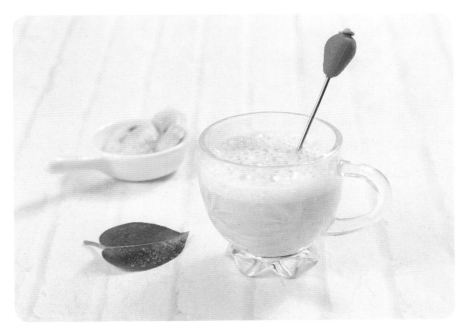

第三章

什么人易患癌？
你是"癌症候选人"吗

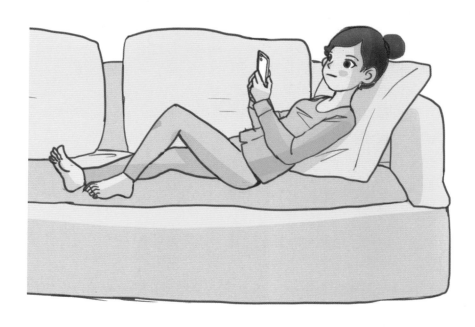

第四章　积极防治，
能救命的一生防癌计划

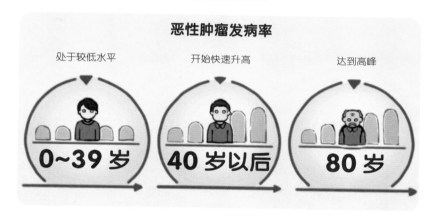

恶性肿瘤发病率

处于较低水平　　　开始快速升高　　　达到高峰

0~39 岁　　40 岁以后　　80 岁

第五章　癌症是一种
心身疾病，心态积极是防治的关键

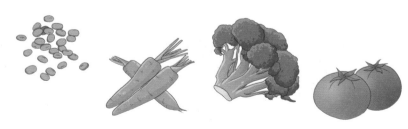

第六章

专家解答：
癌症患者和家属最关心的问题

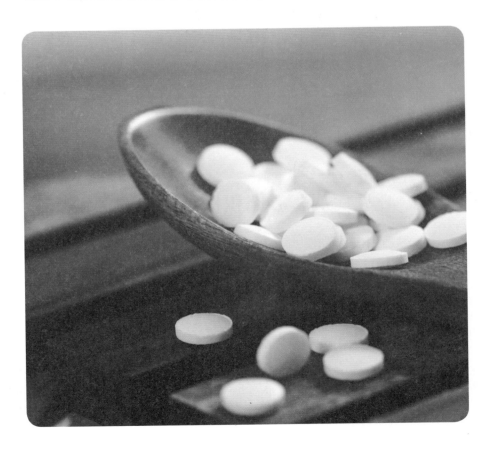

第一章

揭秘癌症，
你需要了解的
癌症常识

癌症作为一种慢性病，是可防可治的，但由于人们对它缺乏了解，常把其视为不治之症。

本章将为大家解读最基本的癌症常识：什么是癌症？癌细胞怎么产生的？它是如何侵蚀人体的？为什么很多人确诊的时候就是晚期？为什么癌症容易复发？……只有了解了癌症，才能更好地防治。

☆癌症自测法
☆饮食小百科
☆读者交流圈
☆健康大讲堂

微信扫码

究竟什么是癌症

癌症是肿瘤的一种，肿瘤是一种人体自身细胞的异常增生。正常情况下，人体细胞的增殖和衰亡是有序进行的，增殖也有一定程度和时间上的限制。但是，当人体受某些因素的影响，局部组织细胞脱离了原先的制约机制，开始不受控制地增殖生长，超过了正常水平，侵占了正常组织的空间或养分，但又无法完成正常细胞所承担的任务，它们越来越多，堆积在一起形成了"新生物"，这便是肿瘤。通俗地说，肿瘤就是人体自身细胞的"叛变"。

那肿瘤就是癌吗？虽然这两个词经常通用，但还是有一些区别的。因为肿瘤有良性和恶性之分，癌只是恶性肿瘤的一种，而良性肿瘤不是癌。为了方便大家理解，我们可以用一个结构图来表示它们之间的关系：

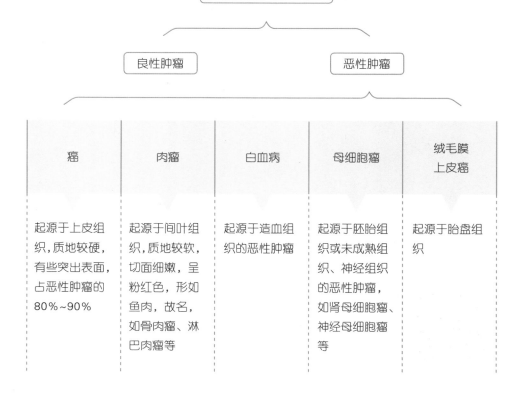

	肿 瘤			
	良性肿瘤		恶性肿瘤	
癌	肉瘤	白血病	母细胞瘤	绒毛膜上皮癌
起源于上皮组织，质地较硬，有些突出表面，占恶性肿瘤的80%~90%	起源于间叶组织，质地较软，切面细嫩，呈粉红色，形如鱼肉，故名，如骨肉瘤、淋巴肉瘤等	起源于造血组织的恶性肿瘤	起源于胚胎组织或未成熟组织、神经组织的恶性肿瘤，如肾母细胞瘤、神经母细胞瘤等	起源于胎盘组织

良性肿瘤与恶性肿瘤的区别

对于良性肿瘤和恶性肿瘤的区别，大家可以通过下面的表格来了解一下：

区分要点	良性肿瘤	恶性肿瘤
分化	分化良好，无明显异型性	分化不良，常有异型性
特征	有包膜，不侵犯周围组织，可推动	无包膜，浸润破坏周围组织，界限不清，活动受限制
组织结构	排列规则，与原来正常组织相似	排列不规则，与正常组织不同
核分裂象	无或少	有病理性核分裂
生长速度	缓慢	较快
生长方式	膨胀性生长或外生性生长	浸润性生长、外生性生长及浸润基底部
转移	不转移，只在原地繁殖、生长，不会扩散到身体的其他部位	可转移到身体其他组织器官，形成新的生长点
继发改变	少见	常出现出血、坏死、溃疡形成等症状
损害程度	较小，主要为局部压迫或阻塞	很大，破坏原发部位和转移部位的组织
复发	不复发或很少复发	易复发

有些良性肿瘤可以终身不必治疗，观察即可，而有些良性肿瘤生长的位置比较重要，需要通过手术及时切除，比如脑膜瘤，如果不及时切除的话，就会影响人体功能，甚至危及生命。

大部分良性肿瘤术后不会复发，基本就算治好了。但也有一些良性肿瘤局部复发率较高，有的还会渐渐向恶性肿瘤转化，这类肿瘤介于良性和恶性之间，叫做交界性肿瘤，需要特别注意，积极治疗。

癌前病变——恶性肿瘤的前身

　　癌前病变是指某些具有癌变潜在可能性的良性病变，虽然它本身并非恶性，但在某些致癌因素作用下，很容易出现细胞的异常增生，具有恶性变化倾向，因此才称之为癌前病变，属于正常组织向恶性病变过渡的中间阶段。比如，大肠多发性腺瘤性息肉，如果不加以适当的治疗，5~10 年左右就可能会发展为结直肠癌。所以，对癌前病变要重视起来，密切随访，积极治疗。

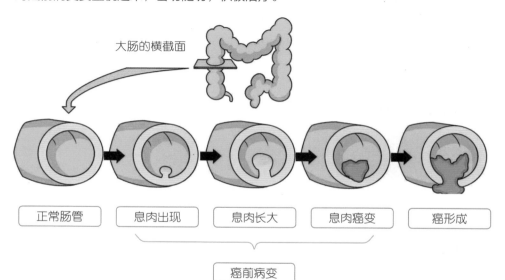

大肠的横截面

| 正常肠管 | 息肉出现 | 息肉长大 | 息肉癌变 | 癌形成 |

癌前病变

🔍 常见的癌前病变有哪些

癌前病变部位	具体情况
黏膜白斑	发生在口腔、食管、子宫颈、外阴等处的白色斑块，可转化为鳞癌，尤以外阴部多见
食管	上皮不典型增生、巴雷特食管
支气管	黏膜上皮非典型增生
胃	胃息肉、慢性胃溃疡、慢性萎缩性胃炎伴肠上皮化生或不典型增生

癌前病变部位	具体情况
乳腺	乳腺组织非典型增生、导管内乳头状瘤、乳腺囊性增生
胆囊	慢性胆囊炎合并胆石症
肝	肝硬化、肝细胞不典型增生、腺瘤样增生
大肠	腺瘤性息肉、溃疡性结肠炎
子宫及宫颈	子宫内膜上皮非典型增生、慢性子宫颈炎伴宫颈糜烂、宫颈上皮不典型增生
皮肤	皮肤慢性溃疡，特别是小腿的慢性溃疡；交界痣，特别是长在手掌、足底等易受刺激部位的交界痣；混合痣

如何对待癌前病变

癌前病变，因为带了个"癌"字，以至于很多人一看到自己被诊断为癌前病变，就以为自己得了癌症，非常恐慌。其实，大可不必，对于癌前病变，大家一定要有正确的认识。

1. 癌前病变并不是癌

癌前病变是一个疾病发生、发展的过程，虽然从癌前病变到癌症只有一步之遥，但这一步或许一生都不会跨过。如果早期干预治疗，病情是可逆的。即使得不到有效控制，也仅有 2%~3% 的癌前病变可能会演化成癌症，大多数不会演化成癌症。因此，不应将癌前病变与癌等同起来。

2. 癌前病变是拦截恶性肿瘤关键阶段

虽然癌前病变不一定会发展成癌症，但我们也无法排除它最终演化成癌症的可能性，所以发现癌前病变后积极治疗，就可以最大程度规避患癌风险。比如大肠腺瘤性息肉，发现后直接在肠镜下切除，就能避免发展为结直肠癌。

3. 切忌把癌前病变扩大化

宫颈糜烂、乳腺典型增生、普通的消化性溃疡、慢性浅表性胃炎等疾病，都不属于癌前病变，因为它们从普通疾病发展到癌前病变还需要很长时间，也可能永远不会发展到癌前病变，所以，千万不要因为恐惧癌症，就将癌前病变扩大化，造成无畏的心理负担。

癌细胞是从哪里来的

经常有患者问，怎么会有癌症这种东西，癌细胞是从哪里来的？其实，癌细胞不像细菌、病毒那样是外来的，而是来自于人体内的正常细胞。正常细胞在各种内外因素的综合作用下，发生了基因突变，失去了控制，就变成了癌细胞。也就是说，癌细胞是正常细胞变异过来的。而一个正常细胞要变成真正的癌细胞需要漫长的过程，并且需要两个前提条件：一是基因突变，失控增殖；二是免疫逃逸。

🔍 基因突变

人体的细胞内通常有两类基因：

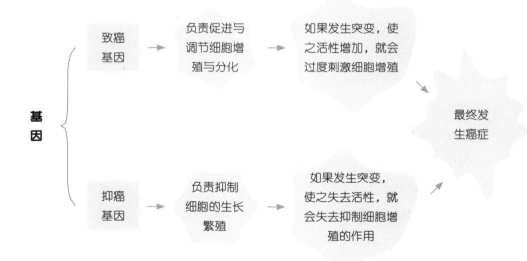

人体内每天都有无数细胞死亡，同时需要不断进行细胞分裂，产生无数的新细胞。每一次细胞分裂时，都需要把DNA（脱氧核糖核酸）复制一遍，复制的过程很可能会出现一些错误，也就是发生一些突变。细胞分裂的次数越多，出错的机会就越大，产生的突变细胞就越多。这些突变的细胞里很多都携带致癌基因，由此完成了癌变的第一步。

🔍 免疫逃逸

免疫系统是我们身体的警察，其中一个重要功能就是负责监视、识别、清除体内突变、畸变和病毒干扰的细胞，保持机体健康。所以，携带致癌基因的突变细胞要想成为真正的癌细胞，还需要躲过人体免疫系统的监视和追杀。

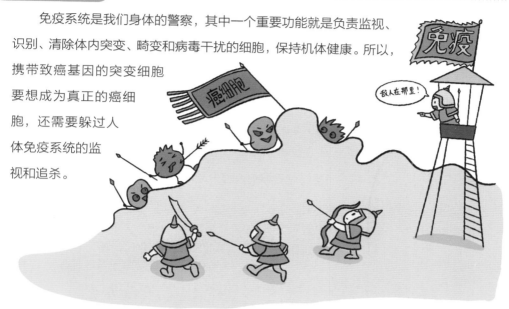

这个追杀和躲避的过程大致分为三个阶段：

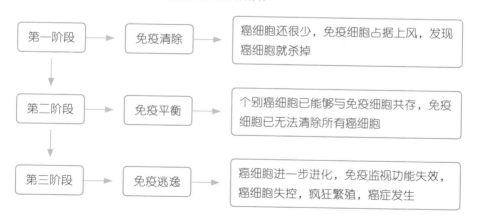

第一阶段 →	免疫清除 →	癌细胞还很少，免疫细胞占据上风，发现癌细胞就杀掉
第二阶段 →	免疫平衡 →	个别癌细胞已能够与免疫细胞共存，免疫细胞已无法清除所有癌细胞
第三阶段 →	免疫逃逸 →	癌细胞进一步进化，免疫监视功能失效，癌细胞失控，疯狂繁殖，癌症发生

癌细胞在与免疫细胞的斗争中，需要不断地进化，不断地强化自己的能力，但人体的免疫系统也非常强大，所以，这个斗争的过程并不容易，往往需要数年，甚至数十年，癌细胞才能获胜。当然，癌细胞也有可能会与免疫细胞一直和平共处下去，使人体一直处于"免疫平衡"状态，这样癌症也就不会发生了。

癌细胞是如何侵蚀人体的

癌细胞有两个特点：一是不受控制地疯狂增殖；二是侵犯正常组织并转移到远处的组织器官。那么，癌细胞是如何转移、一步步侵蚀人体的呢？

首先，癌细胞形成后，被包含在它们所形成的身体组织中，医学上称之为原位癌。如果没被发现，且及时切除的话，癌细胞就会继续生长分裂，压迫周围组织，侵入邻近器官，突破基底膜，发展为浸润性癌症，进而发生转移。

癌细胞转移的过程分为四步

第一步，内渗癌细胞侵透基底膜，摆脱基底膜的控制，进入毛细淋巴管与毛细血管。

第二步，随循环转移癌细胞进入血管或者淋巴管后，一部分死亡，活下来的则会随着血液循环和淋巴循环被转运至身体的其他部位，直到它们被困在某处。

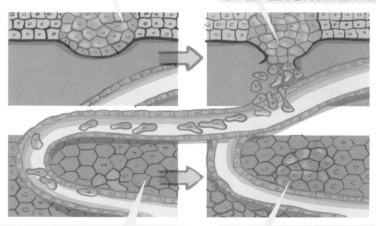

第三步，外渗癌细胞在困住它的地方停留，穿过毛细血管壁或者淋巴管，离开血液或者淋巴循环，进入身体组织。

第四步，形成转移灶进入其他部位，身体组织的癌细胞会重新获得繁殖能力，逐渐发展成微小的转移灶，变成新的转移癌。

癌细胞的转移是一个相当复杂的过程，在转移过程中，大多数癌细胞可能会被免疫细胞杀死，或因为血流湍急而死亡，也有一部分转移后会进入休眠状态，只有少数能存活下来，几年后再开始繁殖，这也是很多人做了手术后几年，依旧会复发的主要原因。

癌不是一下子就长出来的

　　有些患者被诊断为癌症后，总是觉得不可思议，自己身体一直挺好的，怎么突然就得了癌症呢？其实，从前文的内容中，大家应该已经有所了解了，癌症不是一下子就长出来的，从正常细胞到癌细胞，再到癌症的形成，是一个多因素、多阶段、复杂渐进的过程，这个过程一般需要 15~30 年。

癌症的发展过程

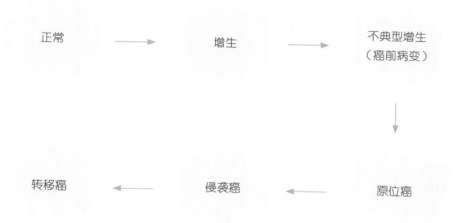

　　癌症是一种相当隐蔽的疾病，之所以最终能拥有强大的破坏力，就是因为我们迟迟没有察觉体内细胞的变化，给了它们任意生长的时间。所以，注意观察自身的异常变化，定期进行癌症筛查至关重要。

癌症不会传染，但一些致癌因素会传染

目前科学家还没有找到癌症会传染的科学证据，所以，大家不必担心癌症会传染。但是，有些病毒或细菌是重要的致癌因素，它们是可以传染的。

致癌的病毒或细菌	危害	传播途径	预防措施
乙肝病毒（HBV）	乙肝病毒携带者患肝癌的概率是非携带者的100倍，原发性肝癌患者中近80%都是乙肝病毒携带者	可以通过血液、精液、母婴或接种、纹身等途径进行传播，传染性很强，年龄越小越容易被感染，尤其是婴儿	接种乙肝疫苗
人乳头状瘤病毒（HPV）	是宫颈癌及其癌前病变的祸根	主要通过性接触传播	注意性行为的防护
幽门螺杆菌	会提高胃癌的发病率	传染力很强，可通过手、唾液、不洁食物或餐具、粪便等途径传播	1.注意饮食卫生，使用公筷；2.建议全家人都进行幽门螺杆菌测试；3.如果确认感染，应该尽早治疗

对这三种会致癌的病毒或细菌，我们还是有办法来控制它们的传播的。总之，癌细胞在人与人之间是不会直接传染的，所以如果您的家人或亲朋好友不幸得了癌症，请多给他们一些关心和照顾，不要防着躲着，别往他们的伤口上撒盐。

人体的癌症有多少种

人体除了指（趾）甲、毛发不会发生癌变外，其他各种组织器官都会发生癌症，共有 100 多种，但只有少数癌症是常见的。

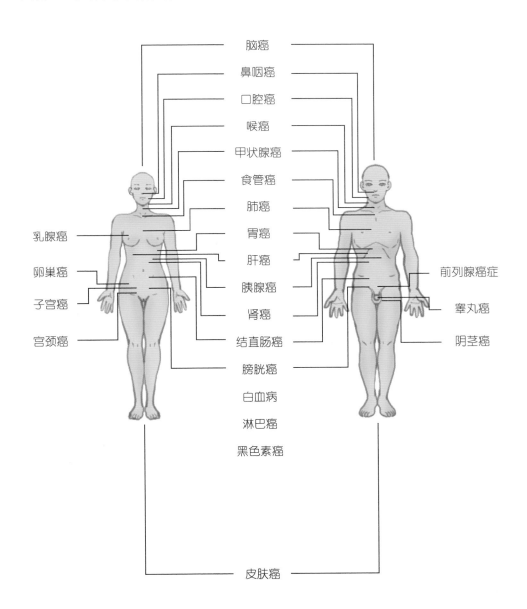

脑癌
鼻咽癌
口腔癌
喉癌
甲状腺癌
食管癌
肺癌
乳腺癌
胃癌
肝癌
卵巢癌
前列腺癌症
胰腺癌
子宫癌
肾癌
睾丸癌
宫颈癌
结直肠癌
阴茎癌
膀胱癌
白血病
淋巴癌
黑色素癌

皮肤癌

如何划分癌症的早、中、晚期

在诊断出癌症后，医院通常会安排患者进行进一步的详细检查，对病情进行分期，以便采取最佳的治疗方法。目前国内外采用最多的分期方法是 TNM 分期，这是美国癌症研究会与国际抗癌联盟联合制定的。其中：T 指的是原发肿瘤，N 指的是区域淋巴结，M 指的是远处转移。

根据 TNM 分期标准，癌症通常分为：0 期、Ⅰ期、Ⅱ期、Ⅲ期、Ⅳ期。这个分期标准比较复杂，下表是简化分期标准，大家可以了解一下。

癌症分期	病情进展	治疗方法
0 期	原位癌，没有淋巴结以及远处转移	手术，术后不需要辅助治疗，可治愈
Ⅰ期（早期）	病灶较小，无转移、无浸润	手术，有些术后不需要辅助治疗，大部分可治愈
Ⅱ期（中期）	病灶发展出现局部浸润	手术，术后需要做辅助治疗
Ⅲ期（中晚期）	病灶进一步发展和（或）浸润超过了原发器官的边缘，出现局部、近处一处或多处转移	没办法做手术者可先做术前辅助治疗，降低分期，以期获得手术的机会
Ⅳ期（晚期）	无论病灶大小，出现扩散、浸润到邻近器官，出现一处或多处远端转移	失去手术机会，通常采取姑息治疗方法，如放化疗、靶向药物或免疫治疗等，以控制病情发展，延长生命

为什么有些癌症一发现就是晚期

临床上，因为有症状才就诊的患者，2/3 以上已经是晚期。也有些患者在体检中查出晚期癌症，而自己却没有任何不适的感觉。为什么有些癌症早期难发现，一发现就是晚期了呢？原因主要有三个：

🔍 早期症状缺乏特异性

从理论上来说，在癌症发生、发展的过程中，人体总会产生一些变化，只不过在癌症早期的时候，肿瘤体积较小，对周围组织的挤压效应不明显，所以产生的一些症状并不典型。比如消化系统癌症在早期都会出现消化不良、嗳气、食欲减退等症状，很多人就会以为只是普通的胃病，并不会重视；比如肺癌早期会出现咳嗽、气促，很多人可能就以为是普通的肺部感染；肝脏神经分布较少，感觉不灵敏，所以早期肝癌通常没有任何症状；如此等等。

🔍 人们重视程度不够

虽然国家一直在进行癌症预防知识的普及，但很多人的防癌意识还是很淡薄，平时拒绝体检，即使身体出现一些不适也不去检查，等到身体出现明显不适时才去就医，而这时往往已经错过了治疗的最佳时机。因此，凡是诊断癌症晚期时没有任何症状的患者，原因只有两个：一是自己没有重视癌症早期的报警信号，麻痹大意拖延的；二是年龄大了，感觉迟钝了。

🔍 现有仪器尚无法发现早期癌症

癌细胞非常小，单个的癌细胞需要借助显微镜才能看到，100 万个癌细胞聚集成团形成的肿块直径大约只有 1 毫米。而目前，即使是用最高级、最先进的医学设备也不能发现 1 毫米以下的癌。当医院里的 B 超、CT、磁共振等终于能发现癌的时候，它已经长到 5 毫米，甚至 1 厘米以上了，癌细胞的数量也早就超过 10 亿个了。所以，大部分癌症患者病灶的直径通常在 1~10 厘米之间。

早发现，早治疗，癌症也是可以治愈的

癌症虽然很可怕，但如果能够做到早发现、早诊断、早治疗，五年生存率都能达 90% 以上，至少 1/3 的癌症是可以治愈的。那如何才能做到早发现呢？

🔍 重视癌症的早期报警信号

大部分癌症在早期都会出现一些不适症状，可能这些症状缺乏特异性，但身体总会出现一些不适的感觉，比如头痛，也许是晚上没睡好，也许是工作压力大，也可能是脑血管疾病或脑瘤。总之，有症状就有病，头痛发生了，总是有原因的，我们就不能简单忽视，而是应该去积极检查，把原因弄清楚，这样才能尽早发现大病，避免更严重的后果。

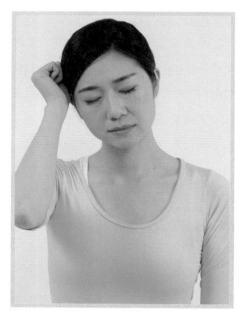

头痛原因多，提高警惕可防癌

🔍 定期进行防癌筛查

这是发现早期癌症的一个重要方法，特别是针对一些常见高发癌症，通过 B 超、X 线、CT、内镜、细胞学检查等方法，往往都能做到早期发现，对提高患者的治愈率和生存率非常关键。当然，为避免过度诊断和过度治疗，癌症筛查通常都是针对高危人群开展。常见癌症的具体筛查项目和流程见第四章。

第二章

先知先觉，抓住癌症早期的报警信号

本章内容就是教大家认识常见癌症的早期报警信号，尽早发现癌症。

不管是哪一种癌症，早发现、早诊断、早治疗都是对抗癌症的最佳手段，而大部分癌症在早期都会对身体发出报警信号，有些信号很典型，有些则没有明显的特异性，极易与其他疾病的症状相混淆，以至于延误了诊断和治疗的最佳时机。

☆癌症自测法
☆饮食小百科
☆读者交流圈
☆健康大讲堂

微信扫码

持续加重的头部钝痛，视力变差，呕吐，都可能是脑瘤的信号

　　脑瘤，就是指发生在颅腔内的肿瘤，超过半数以上都是恶性肿瘤，包括原发性和继发性两类，前者起源于神经上皮组织、脑膜、生殖细胞、外周神经等，后者则是由身体的其他组织或脏器转移侵入颅内形成的。致病原因目前还不明确，任何年龄都可能发病，尤其在儿童中的发病率仅次于白血病。脑瘤的类型很多，但不管是什么样的脑瘤，发现和治疗得越早，脑瘤造成的损伤范围越小，也更容易医治。所以，了解脑瘤的早期信号很重要。

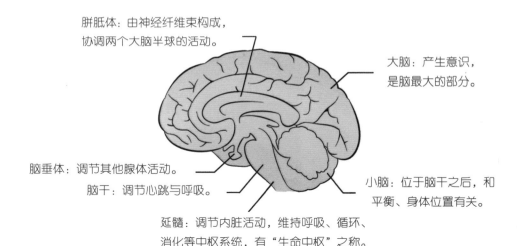

胼胝体：由神经纤维束构成，协调两个大脑半球的活动。

大脑：产生意识，是脑最大的部分。

脑垂体：调节其他腺体活动。

脑干：调节心跳与呼吸。

小脑：位于脑干之后，和平衡、身体位置有关。

延髓：调节内脏活动，维持呼吸、循环、消化等中枢系统，有"生命中枢"之称。

🔍 报警信号

　　1. 头痛：大部分脑瘤患者通常会出现不同程度的头痛症状，这是脑瘤给脑膜造成压力导致的，一开始是间歇性的，额部或两颞部疼痛多见，常在清晨发作，在咳嗽、大便、打喷嚏时头痛会加重，但起床轻度活动后头痛就会逐渐缓解或消失。

　　2. 呕吐：这一症状在儿童中更常

见，多在头痛之后出现，呈喷射状，这是由于颅内压力的增高，致使延髓呼吸中枢受到刺激所致。呕吐后，头痛的症状会暂时缓解。不过，出现呕吐症状时，往往说明脑瘤已经比较严重了。

专家提醒

脑瘤导致的呕吐没有恶心、腹胀等肠胃不适症状，说吐就吐，吐完后也没有任何肠胃不适的感觉，这是与肠胃疾病导致的呕吐的区别。

3. 视力减退：这也是脑瘤的常见表现之一，是由于颅内压增高导致视神经乳头水肿所致，随着病情的进展，视力会越来越模糊，甚至失明。

4. 牙疼：如果脑瘤压迫三叉神经，患者就会出现牙疼的症状，所以，当牙疼吃什么药都不见好，拔了牙依然很疼的话，建议去查查颅内有没有肿瘤。

5. 耳鸣、耳聋：常表现为一侧耳朵的听力障碍，特别是打电话时最明显，这多是听神经瘤的先兆。

6. 精神异常：有些患者会出现忧郁、压抑、兴奋、躁动、脾气暴躁、记忆力减退等精神异常表现，好像处于更年期的状态。

7. 单侧肢体感觉异常：比如单侧肢体对疼痛、温度、震动等感觉逐渐减退或消失，或者出现偏瘫，或像醉酒一样的踉跄步态。

8. 语言障碍：比如说话费力、不流利，语量稀少、呈电报式；语量多，发音清晰，语调也正确，但缺乏实质词，常常答非所问等，这些都是脑瘤的表现。

9. 幻嗅：有些脑瘤患者还会出现幻嗅，就是闻到一种并不存在的气味，如饭或橡胶烧焦了的味道。

10. 生长发育异常：生长发育迅速或幼儿停止发育，也都是脑瘤的典型表现。

11. 癫痫：脑瘤患者的癫痫发病率较高，所以建议癫痫患者做磁共振和脑电图进行排查。

专家提醒

脑瘤的症状五花八门，可能只出现一种，也可能几种同时出现，很容易误认为其他疾病。所以，当出现以上疑似症状时，一定要尽快就医检查。

🔍 就医检查 ┆┆

当出现以上一些信号或典型症状时，应尽快就医检查。

1. 就诊科室：神经内科、肿瘤科、脑外科。

2. 相关检查：体格检查、头部 CT、头部核磁共振、病理活检等。

🔍 治疗方法 ┆┆

西医疗法

治疗方法	适用情况
手术治疗	是治疗颅内肿瘤的主要方法
放疗	颅内肿瘤主要的辅助治疗手段，对生殖细胞瘤、髓母细胞瘤效果最好
化疗	辅助手术治疗，对生殖细胞瘤、胶质瘤效果较好

中医理疗 ┃ 脑瘤中医辨证多属于痰湿夹热，所以，在中医师指导下使用一些理疗方祛除痰、湿、热，可起到辅助治疗的作用。

川芎黄芪茶：菊花 10 克，炒薏苡仁 30 克，生黄芪 30 克，山药 30 克，川芎 30 克。煮水喝，每天 1 剂。可健脾祛湿热。

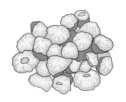 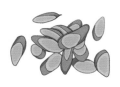 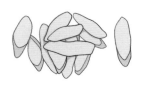

慈桃丸：核桃仁 250 克（粗末），山慈姑 250 克，鳖甲 60 克，薏苡仁 100 克，海马 30 克，莪术 30 克，龙葵 60 克，车前子 30 克，鸡内金 30 克，鸦胆子 2 克。以上诸药打成细末，水泛为丸，如绿豆大小，每天早晚各服 9 克。这是张代钊教授的经验方，适用于脑瘤脑转移的患者。

在督脉、后背膀胱经用发泡拔罐法，可帮助祛湿。注意此法需在专业中医师指导下进行。

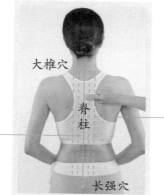

督脉：从大椎穴至长强穴的一段。

膀胱经：选择背部的一段，即脊柱两侧旁开 1.5 寸和旁开 3 寸，也就是一边各有 2 条，共 4 条线。

艾灸中脘穴：每次灸 10~15 分钟，可祛湿。

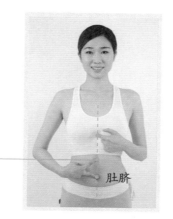

中脘穴：位于腹部前正中线上，当脐中上 4 寸。

对术后颅内水肿的患者：可艾灸百会穴，每次灸 10~15 分钟，有助于消肿祛湿。

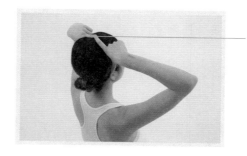

百会穴：位于头顶正中线与两耳尖连线的交叉处。

🔍 家庭护理

1. 给患者创造一个安静、舒适、和谐的家庭休养环境，规律生活，每天要保证 8 小时以上的睡眠。

2. 关注天气，注意保暖，预防感染。

3. 避免用力打喷嚏、擤鼻涕等，以免增加颅内压。

4. 注意远离电磁辐射，避免接触有害化学物品。

5. 家属要注意和患者的交流方式，帮助患者放松心情，保持积极乐观的心态。

6. 伴发癫痫的患者，禁止驾驶汽车、游泳、高空作业、操作机器等。在癫痫发作时，家属应注意防止患者摔倒，保护好头部及四肢，但不要用力地压迫患者抽动的肢体。同时，迅速将患者衣领、裤带等松开，使患者呼吸道通畅。然后详细记录患者每次发作的时间、时长、频率、服药等情况，以便告知医生。

7. 卧床的患者，可使用气垫床，预防褥疮。给患者勤翻身、勤按摩，促进局部组织血液循环；还要勤擦洗、换洗衣物，保持皮肤清洁。

8. 注意保持血压稳定，遵医嘱用药，坚持定期随访。

🔍 康复运动

1. 能够活动的脑瘤患者应尽早开始下床活动。

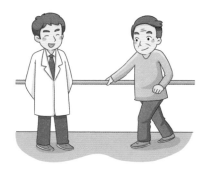

2. 出院后也要坚持适度运动，最简便易行的运动就是缓慢地散步，一般每次 15 分钟左右，每天 2~3 次即可。运动量以微微出汗、心率每分钟 110~120 次为宜。可增强体质，提高对疾病的抵抗力。

🔍 饮食调养

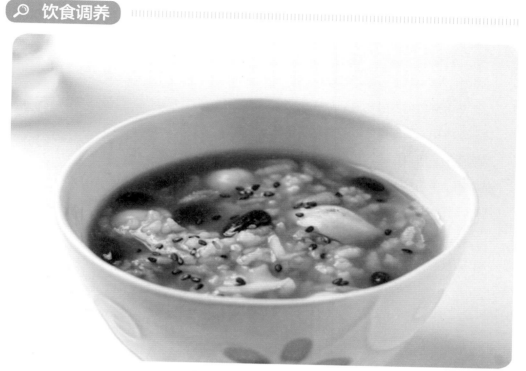

1. 多吃清淡易消化的食物，适当增加蛋白质、糖类，以及水果、蔬菜的摄入，少食多餐。

2. 注意饮食卫生，避免肠道感染。

3. 多喝水，以利大便通畅，避免因便秘而导致颅压升高。

4. 宜吃具有保护颅内血管作用的食物，芹菜、荠菜、茭白、葵花子等。

5. 适当多吃些香菇、银耳、黑木耳、黄花菜、核桃等，可缓解放化疗的不良反应。

★ 推荐食谱 ★

百合莲子核桃粥

功效： 补肾益精，养心安神。

材料： 干百合、莲子、核桃仁各 25 克，枸杞 15 克，黑芝麻、黑豆各 30 克，大米 100 克。

做法：

1. 将百合、莲子、黑豆分别洗净，用清水泡软。

2. 大米淘洗干净，与其他材料一起放入锅中，加水煮成粥即可。

鼻涕中经常带血，鼻塞，一侧耳朵听力下降，颈部包块，可能是鼻咽癌

鼻咽癌是指发生在鼻咽腔顶部和侧壁的恶性肿瘤，发病率为耳鼻咽喉恶性肿瘤之首。由于发病部位隐匿，早期症状缺乏特异性，容易与上呼吸道感染、鼻出血等疾病混淆，所以，鼻咽癌早期诊断难度较大。然而，早发现、早诊断、早治疗是改善鼻咽癌患者预后、降低死亡率的关键。所以，大家必须提高警惕，尤其是鼻咽癌高危人群应重视早期的报警信号，及时就医，检查，治疗。

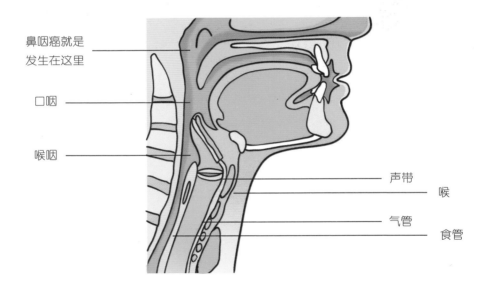

鼻咽癌就是发生在这里
口咽
喉咽
声带
喉
气管
食管

🔍 报警信号

1. **鼻涕或痰中带血**：这是鼻咽癌患者早期最为常见的表现，患者多在擤鼻涕时发现鼻涕中带有少量血丝，或者在吸鼻后咳嗽时出现带有血丝的痰液。

2. **鼻塞**：这也是鼻咽癌的早期症状之一，但鼻窦炎、感冒等疾病也可引发鼻塞，所以很容易被忽视。随着肿瘤的不断增大，鼻塞感会逐渐增强。

3. **偏头痛**：大部分鼻咽癌患者早期就有头痛症状，而且多偏向一侧，以颞顶部多见，呈间歇性。随着病情的进展，发展为持续性头痛。

4. **一侧听力下降**：患者早期会出现一侧耳鸣、耳闷塞、听力下降等症状，且随着时间的推移，听力会越来越差。

5. **颈部淋巴结肿大**：大部分鼻咽癌患者早期会出现一侧或双侧颈部无痛肿块，质地较硬，活动度差，易误认为淋巴结核或淋巴结炎。

当出现面部麻木、舌体麻木、咀嚼困难、视物重影（复视）、眼球活动受限、睑下垂等症状时，通常说明病情已经恶化，所以，抓住鼻咽癌早期报警信号至关重要。

🔍 就医检查

1. **就诊科室**：肿瘤科或耳鼻咽喉科。

2. **检查项目**：体格检查、鼻咽镜检查、病理活检、磁共振（MRI）检查、EB病毒核抗原 -IgA 抗体检测，中晚期患者还需进行胸部 CT、腹部 B 超及 PET-CT 检查，以确定是否发生转移。

🔍 治疗方法

西医疗法

治疗方法	适用情况
放疗	鼻咽癌对放射线敏感，所以放疗是目前鼻咽癌的首选根治性治疗手段
化疗	主要适用于中晚期的鼻咽癌患者，辅助放疗，提高治疗效果
分子靶向治疗	针对 EGFR 单克隆抗体，适用于部分中晚期患者或无法耐受化疗的老年患者，可进一步提高疗效
手术治疗	并非鼻咽癌的主要治疗手段，主要针对于局部放疗失败或局部复发鼻咽癌的治疗

中医理疗 鼻咽癌患者可根据中医师指导，借助一些中医方法来辅助放疗、化疗等，提高治疗效果。

千柏鼻炎片：每日3次，每次服3片。具有清热解毒、活血祛风、宣肺通窍的功效，可改善鼻咽癌患者鼻塞症状。

山豆根液：山豆根15克，浓煎去渣，加香蕉精、糖精少许，喷入喉中，每日3次。具有清热解毒、消肿利咽的功效，适用于鼻咽癌患者辅助治疗。

三生滴鼻液：生半夏、生南星、紫珠草各适量，制成滴鼻液。滴鼻时取仰卧位，滴后平卧10分钟。每日4～6次滴鼻，可清热解毒、止血散结。

放疗期间理疗方：黄柏、砂仁、甘草各10克，煮水。口服，每日1次。可改善鼻咽癌患者放疗期间口腔溃疡、放射性皮炎等症状。

🔍 家庭护理 ┈┈┈┈┈┈┈┈┈┈┈┈┈┈┈┈┈┈┈┈┈┈┈┈┈┈┈┈

1. 注意休息，劳逸结合，不熬夜。

2. 注意天气的变化，戴口罩，预防感冒。

3. 家属多陪伴患者，鼓励患者保持良好心态，有助于疾病的康复。

4. 尽量避免有害烟雾的吸入。

5. 做好皮肤护理：穿宽松柔软的衣物，避免刺激皮肤；放疗照射过的皮肤要保持清洁干燥，不要用肥皂水、热水、粗毛巾擦洗，不能随意涂抹药膏或润肤霜，避免阳光暴晒和过冷刺激；皮肤瘙痒，忌用手抓。

6. 做好口腔护理：每天三餐后、睡前用淡盐水或朵贝氏液漱口，用软毛牙刷刷牙。

7. 做好鼻腔护理：保持室内空气清洁湿润，正确使用鼻咽冲洗器冲洗鼻腔，避免鼻咽部感染坏死，但如果鼻咽部明显出血，则禁止使用鼻腔冲洗；如果鼻腔干燥，可用棉签蘸温水轻轻湿润，或用0.25%氯霉素眼药水或复方薄荷油滴鼻，每天3次；切忌抠鼻或用力擤鼻涕。

8. 遵医嘱用药，定期复查，平时要注意观察病情变化，如有异常，及时就医。

🔍 康复运动

　　放疗过程中，放射线会损伤腮腺和颞颌关节，导致患者颈部活动受限，张口困难。所以，患者需要在放疗开始第一天就进行张口练习，以锻炼下颌关节，避免粘连，要一直坚持锻炼到放疗结束后 2 年。此外，还要加强颈部的锻炼。

　　锻炼的方法有以下几种：

　　1. 张口运动： 把嘴张到最大限度，停留数秒，然后闭合，每天 3~4 次，每次 2~3 分钟。

　　2. 叩齿咽津： 让上下齿相互轻轻叩击，每次 20~30 下；再用舌贴着上下牙床、牙龈、牙面来回搅动 36 次；口中唾液聚集后，鼓腮用唾液含漱口腔数次，待唾液满口时分 3 次徐徐咽下。此法可锻炼咀嚼肌和颞颌关节，改善局部血液循环，预防牙龈萎缩，坚固牙齿。

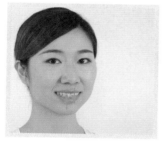
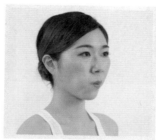
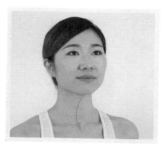

叩齿　　　　　　　　　　搅舌　　　　　　　　　　咽津

　　3. 弹舌： 口唇微张，使舌头在口腔内快速弹动，每天 2 次，每次 2~3 分钟。也可练习舌前伸、后缩、卷舌等动作，可预防舌肌退化。

　　4. 转颈： 作颈前后左右的缓慢旋转运动，有助于防止颈部僵硬。但要注意，高血压、颈椎疾病患者不宜做此项活动。

　　5. 鼓膜： 耳内没有引流管的患者，可用食指轻压外耳门，然后双手轻轻牵拉，按摩耳郭，有助于改善听力，防止鼓膜粘连。

　　6. 瞬目运动： 闭眼，用指腹轻轻按摩眼球；眼球交替进行顺时针、逆时针转动；睁眼、闭眼运动，有助于恢复视力。

　　7. 深呼吸： 闭口，用鼻腔深吸气、呼气，让气流通过鼻腔，改善鼻腔的通气功能。

🔍 饮食调养

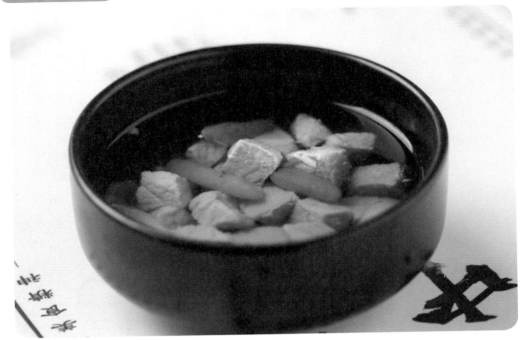

1. 合理安排饮食，注意饮食的多样性，且要清淡易消化。

2. 多吃维生素含量高的食物，可增强患者对放化疗的耐受能力。

3. 多吃富含 β - 胡萝卜素、硒的食物，有助于抑制癌基因表达，提高人体免疫力。

4. 放疗期间应多饮水。

5. 戒烟酒，少食用熏、烤、炸、腌制品。

★ 推荐食谱 ★

百合二冬瘦肉汤

功效：清热滋阴。适用于鼻咽癌患者放化疗导致的口干、食欲差等不适。

材料：干百合 20 克，麦冬、天冬各 10 克，猪瘦肉 250 克，盐适量。

做法：

1. 猪瘦肉洗净后切块；干百合洗净，剥成片。

2. 将材料一起放入锅中，加水煲约 1 小时，加盐调味即可。

口腔溃疡经久不愈，口腔黏膜颜色改变或多颗牙齿松动，多是口腔癌的征兆

口腔癌是发生在口腔颊黏膜、上下龈、硬腭、舌、口底等部位的恶性肿瘤，大多属于鳞状上皮细胞癌，即所谓的黏膜发生变异。长期吸烟、饮酒、咀嚼槟榔、不注意口腔卫生，或者佩戴不合适的假牙、锐利的牙根或牙尖刺激等，都是口腔癌的致病因素。同其他癌症一样，口腔癌的早期发现和及时治疗非常重要，可大大增加患者的生存率。所以，对于口腔癌的早期报警信号，大家一定要了解。

🔍 报警信号

1. 口腔溃疡长时间不愈： 颊黏膜内侧发生白色溃疡或水泡，且溃疡四周边缘隆起，中央凹凸不平，并有坏死组织覆盖，烧灼感、疼痛等症状明显，超过两周仍不见好，需警惕口腔癌的可能。

2. 口腔黏膜颜色改变： 正常的口腔黏膜呈粉红色，如果出现白色或红色的斑块，超过两周还没有消失，就需要请专业医生来评估。特别是红中带白的斑块，比如颊黏膜上出现深红并带有白色点状的斑块，应高度怀疑癌变的发生。

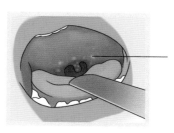

口腔白斑通常是口腔癌的癌前病变。

3. 感觉口腔内有肿块或粗糙点： 用舌头去感受或者用手触摸，看口腔内有没有不正常的肿块、突起或粗糙的地方，如果有，且肿块无痛，在短期内生长迅速，或粗糙处明显增厚，都可能是口腔癌的征兆。

4. 牙齿松动： 成人无征兆的情况下突然出现多颗牙齿移位或松动，使咀嚼变得困难，这时千万不要以为是牙齿本身出了问题或者假牙不合适，很可能是癌变引起的。

5. 淋巴结肿大： 口腔癌多向附近的颈部淋巴结转移，有些患者可能口腔中还没有明显的癌变症状，但却已经转移到颈部淋巴结了。所以，如果颈部淋巴结突然肿大，有必要检查一下口腔。

口腔感觉或功能异常：口腔中无明显原因的麻木、灼热或干燥感等，张口受限、声音沙哑、说话或吞咽困难等异常表现，也都是口腔癌的早期表现。

良性口腔溃疡与恶性口腔溃疡的区别

判断依据	良性口腔溃疡	恶性口腔溃疡
溃疡面积	最大直径 < 0.5 厘米	最大直径 > 0.5 厘米
形态、触感和痛感	形态较规则，边缘整齐、清楚、红肿；溃疡表面是黄色，中间凹陷，凹陷的基底部较平滑，摸上去柔软；通常较痛	形态多不规则，边缘隆起，凹凸不平，与周围组织分界不清；溃疡的基底部不平整，呈颗粒状，摸起来感觉有些硬，疼痛不明显
病程	病程比较短，具有自限性，一般出现 5 天之后开始愈合，7 ~ 10 天后就能痊愈，而且不会留下疤痕	病程在 3 周以上，甚至迁延数月没有好转或逐渐扩大，或发作频繁
全身症状	全身症状较少，颈部淋巴结不肿大，或略有肿大，但不硬、不粘连	相应颌面部肿大，淋巴结肿大、粘连，还可出现高热、夜间大汗、体重明显减轻、食欲不振、贫血、乏力等全身症状
对药物的敏感程度	使用正确药物治疗效果明显，能加速愈合	常规消炎防腐类药物治疗效果不明显

🔍 就医检查

当口腔出现以上一些疑似症状时，建议尽快就医检查。

1. 就诊科室：初诊挂口腔科，确诊后可挂口腔颌面外科、头颈外科、肿瘤内科、肿瘤放射治疗科等。

2. 检查项目：体格检查、病理切片活检、X 线、B 超、CT、放射性核素扫描、血管造影、磁共振检查（MRI）等。

🔍 治疗方法

西医疗法

治疗方法	适用情况
手术治疗	全身状况良好，能耐受麻醉的患者，其中早期患者可通过手术达到根治目的
化疗	辅助手术治疗，是口腔癌综合治疗的主要手段之一
放疗	术前放疗可辅助手术治疗，术后放疗适用于手术不能切除或局部区域有亚临床转移灶或淋巴结转移的患者
免疫和靶向治疗	适用于中晚期、复发性、转移性、放疗不敏感、化疗耐药的口腔癌患者

中医理疗 | 中医在辅助治疗口腔癌方面也有一定的效果，这里给患者推荐一个促进口腔溃疡愈合的中药方。

九香虫油：

配方	九香虫 10 只，香油 50 克。
做法	香油加热煮沸，放入九香虫，煎至黑色，去九香虫，取油，放置常温。
功效	取适量药油，涂抹于溃疡处。

🔍 家庭护理

1. 保持口腔卫生，可以用生理盐水稀释后的苯扎氯铵溶液对口腔周围及口腔内其他部位进行擦拭；伤口愈合后应多刷牙，勤用温开水漱口。

2. 帮助患者建立自信乐观的积极心态，对提高患者的生存率和生活质量有很大影响。

3. 避免不必要的长时间光照，防止环境及核辐射的污染。

4. 假牙不合适或者牙齿有残根、残冠的患者要及时处理，去除对口腔的不良刺激。

5. 注意规律的生活，睡眠充足，避免过度劳累。

6. 戒掉槟榔，避免损伤口腔黏膜。

7. 遵医嘱用药，定期做口腔检查，长期随访，平时有口腔不适症状及时诊治。

🔍 康复运动

1. 锻炼舌头：舌癌患者术后早期需适当限制舌的运动，当伤口愈合后再进行舌功能的训练，比如使舌尽量前伸和左右运动。如果患者不能自行伸舌，家属可用无菌纱布包裹住患者的舌头，用手轻轻夹住舌头，进行上下左右运动，一直到患者能自行练习，每天 3~4 次，每次 5~10 分钟。

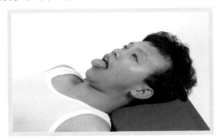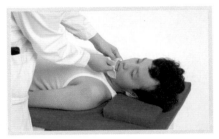

2. 吞咽训练：使用冰冻棉签蘸少许水，轻轻刺激软腭、舌根及咽后壁，然后让患者做吞咽动作，运动舌、颊部肌肉，促进吞咽力度，每天 3 次。进行基础训练有效后，方可进行下一步摄食训练。

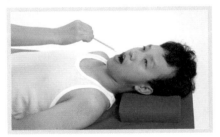

3. 咀嚼训练：选择细软、不易松散且易嚼碎的食物，如豆腐、香蕉、藕粉等，食物量从少到多，每天 3~5 次，逐渐增加训练次数，直至咀嚼功能完全康复。

4. 讲话训练：经常与患者进行交谈，以增加患者的舌体活动，尽快恢复功能。

5. 颈部活动：接受颈淋巴清扫术的患者要加强颈肩部的功能锻炼，比如颈部交替向左、向右转动，角度须达到 45°，并进行前屈、后伸、旋转等动作，每天 1 次，每次做 4 个 8 拍；活动肩关节时可练习抬肩的动作，反坐于靠背椅上分别轮流抬左、右肩，每天 1 次，每次 10 分钟。

饮食调养

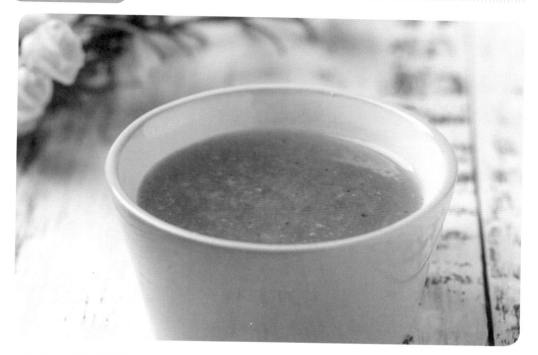

1. 术后初期以少渣的流质饮食为主，保证高营养，少吃多餐，然后过渡到少渣半流质饮食，逐步恢复到正常的饮食。
2. 平衡饮食，粗细搭配，但注意粗粮要打成粉或糊后再食用。
3. 避免坚硬、辛辣、油腻、生冷、过烫等食物的摄入。
4. 戒烟酒及嚼槟榔的习惯。
5. 注意饮食卫生，避免感染。

★ 推荐食谱 ★

牛奶藕粉

功效：补充营养，且易于消化吸收，适合口腔癌患者恢复进食后食用。

材料：牛奶2大匙，藕粉1大匙。

做法：

1. 藕粉、牛奶一起倒入锅内，大火搅拌均匀。
2. 改用小火，边煮边搅拌，直至呈透明状即可，也可以适量加点蜂蜜调味。

持久性声音嘶哑，咽喉感觉异常，干咳或痰中带血，要警惕喉癌

喉是人体的发声器官，由声门、声门上和声门下三部分构成，喉癌就是指发生于这里的恶性肿瘤。喉癌有原发性和继发性两类，多见于 40~60 岁的男性。虽然相对于胃癌、肝癌等常见癌症来说，喉癌比较"冷门"，但这并不意味着它的发病率不高，也需要引起人们足够的重视。越是早期发现、早期诊疗，喉功能保留得就越好，长期生存的可能性也越大。所以，了解喉癌的早期症状尤为重要。

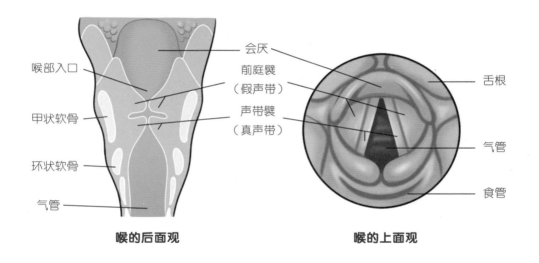

喉的后面观　　　　　　　　　　喉的上面观

🔍 报警信号

1. 声音嘶哑：这是喉癌的最早期症状，但感冒、咽喉炎等疾病也会导致声音嘶哑，使得这一症状不具有特异性，容易被忽视。所以，建议凡 40 岁以上，声音嘶哑时间持续 2 周以上，找不出明显的原因，经休息和一般治疗没有改善的患者，应尽早就医做详细检查。

2. 咽喉部不适：患者嗓子会有异物感，而且持续不消失，随着病情的进展，会出现吞咽疼痛，异物感也会越来越强烈。

3. 干咳或痰中带血：患者通常会出

现刺激性的咳嗽，随着病情的进展，咳嗽会越来越严重，甚至出现持续咳嗽，很难停止。如果还咳痰，且痰中带血丝的话，更应该引起重视。

4. 颈部淋巴结肿大：声门上喉癌常出现颈淋巴结转移，有部分患者通常是因为在颈部摸到肿块而就医，经检查确诊为喉癌。所以，当发现颈部淋巴结持续肿大时，一定要及时检查。

5. 口臭：如果肿瘤表面有感染，患者口腔里会出现恶臭的味道。

就医检查

1. 就诊科室：耳鼻咽喉科、头颈外科、肿瘤科。

2. 检查项目：体格检查、喉镜、病理组织活检、X 线、颈部 B 超、CT、磁共振成像等。

治疗方法

西医疗法

治疗方法	适用情况
手术治疗	是治疗喉癌的主要手段，手术方式会根据患者的病变范围、全身状况、有无淋巴结转移等综合因素来选择
放疗	对早期喉癌效果好，治愈率和 5 年生存率与手术治疗效果相当
手术与放疗联合疗法	适用于中晚期喉癌，术前或术后的放疗，可将手术治疗的 5 年生存率提高 10%~20%
化疗	辅助手术、放疗，也适用于复发或全身转移的喉癌患者

中医理疗

中医药治疗可以作为西医疗法的辅助，扶助正气，改善症状，提高疗效。喉癌中医辨证多属肺胃热盛，这里为患者推荐一个理疗方。

配方	玄参 30 克、生地黄 15 克、麦冬 10 克、天冬 10 克、僵蚕 10 克、蝉蜕 10 克、大黄 10 克、姜黄 10 克、露蜂房 30 克、白花蛇舌草 30 克
做法	上药一同放入砂锅内，水煎取汁
用法	代茶饮，每日 1 剂
功效	生津清热，解毒抗癌

🔍 家庭护理

1. 为患者创造一个安静、舒适的休养环境，保持空气清新、湿润，空气干燥时，可使用加湿器。

2. 将床头适当抬高，保持气道通畅，保证充足的休息和睡眠，避免过度劳累，预防感冒。

3. 有痰时，患者可先进行深呼吸，然后进行短促有力的咳嗽，以促进痰液排出，也可由家属叩击背部协助排痰。

4. 对于发音困难或不能发音的患者应指导患者运用非语言沟通方法，如表情、手势、借助纸笔或电子喉等，加强沟通，以鼓励其增强康复的信心。

5. 对于喉全切术后留有气管造口的患者应保持气管造口处皮肤清洁，可定期用 0.5% 碘伏消毒，有痰液要及时擦除，每天更换纱布 1~2 次；套管系带松紧适宜，定期更换；内套管每天需清洗、消毒 2~4 次；如果患者出现呼吸困难，应立即拔出内套管，清洗后重新放入；如果呼吸困难不能缓解，可滴入 0.9% 生理盐水冲洗吸痰，仍不能缓解的话，应立即送往医院；可使用围巾、领带或特制的围兜遮盖造口处，既美观，又能保持套管内外的湿润并过滤吸入的空气。

6. 定期复查，监测病情，如有出血、呼吸困难、症状反复等异常，立即就医。

🔍 康复运动

1. 卧床期间可多做一些肢体的伸展运动、翻身动作等，术后一周可下床活动。

2. 坚持功能训练，如张口训练、吞咽训练、颈部操等，可参考 30 页口腔癌的康复运动。

3. 喉全切的患者可在医生指导下进行无喉食管发音训练，即深呼吸时，软腭向后上提起，舌根放低，形成匙状，使食管上口弛缓及下咽部开放扩张，将空气压入食管，然后借助胸内压力，压缩食管，使空气如同打嗝儿一样从食管内冲出，冲击食管上端或咽部黏膜而发音。一般通过 2~3 周训练，绝大多数患者都能掌握。

🔍 饮食调养

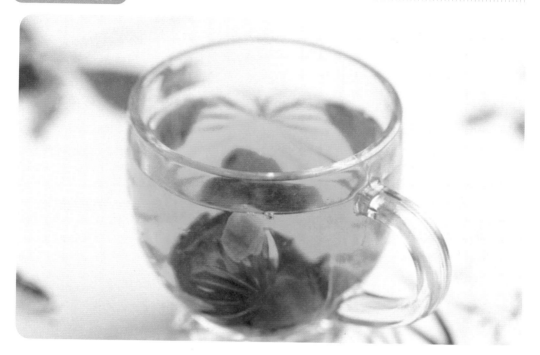

1. 恢复经口进食后，宜以流质饮食为主，少食多餐，然后逐步过渡到半流质饮食、软食。

2. 饮食注意清淡易消化，增加汤类，尽量吃蒸、炖的食物，忌食辛辣刺激、干硬、油腻、煎炸、腌制的食物，戒烟酒。

3. 多饮水，注意补充蛋白质和维生素，多喝牛奶，多吃豆制品及富含维生素 A、维生素 C 的深绿色蔬菜，以增强体质，提高免疫力。

★ 推荐食谱 ★

黄芪红枣枸杞茶

功效： 补血益气，生津止渴。

材料：

黄芪15克,枸杞子20克,红枣5个,蜂蜜适量。

做法：

1. 枸杞子、红枣分别清洗干净。

2. 砂锅中加入适量清水，倒入黄芪、红枣、枸杞子，大火烧开后转小火熬煮约1小时。

3. 稍凉后调入蜂蜜拌匀即可。

颈部有不规则的无痛硬肿块，且随吞咽动作活动，则可能是甲状腺癌的信号

甲状腺癌起源于甲状腺滤泡上皮，是头颈部最常见的恶性肿瘤。甲状腺位于颈部喉结下方 2~3 厘米处，会随吞咽动作上下移动，因其外形呈棕红色蝴蝶状，紧贴在气管上，就像一面盾甲保护着气管，因此而得名。甲状腺是人体重要的内分泌器官，可分泌甲状腺激素和降钙素，负责控制机体的代谢平衡，人的智力发育、体格发育、精神状态都受甲状腺调节。

甲状腺癌恶性程度低，越早治疗，治愈率越高。所以，抓住其早期的报警信号，及早就医检查是治愈的关键。

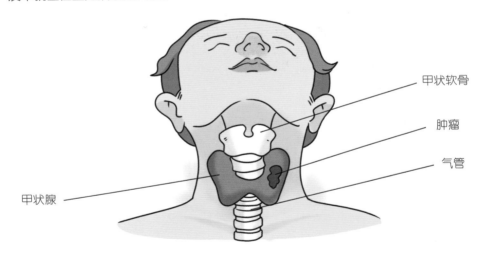

甲状软骨

肿瘤

气管

甲状腺

🔍 报警信号

1. 颈部无痛性肿块： 大部分甲状腺癌患者以此为首发症状，颈部出现的肿块一般无痛，质地硬，形状不规则，边界不清，与周围组织粘连，活动度差，并且还会逐渐增大，做吞咽动作的时候，肿块也会随之上下移动。

2. 颈部、咽喉部不适： 患者常伴有颈部胀痛、紧迫感等，部分患者早期伴颈部淋巴结肿大，有些患者还可能会出现咽喉部疼痛、声音嘶哑等症状。

🔍 就医检查

1. **就诊科室：** 甲状腺外科、普外科。

2. **检查项目：** 甲状腺超声、颈部X线、穿刺活检、CT、磁共振成像、PET-CT等。

🔍 治疗方法

西医疗法

治疗方法	适用情况
手术治疗	适合所有符合手术条件的患者，是治疗甲状腺肿瘤的首选方法
放射性碘治疗	适用于分化型甲状腺癌术后的进一步治疗，或出现远处转移无法手术切除的患者
化疗	主要适用于甲状腺未分化癌以及一些局部无法切除或出现远处转移的患者
靶向治疗	针对基因突变的患者有效
中医理疗	甲状腺癌在中医学中属瘿瘤范畴，可选用小金丸、内消瘰疬丸口服，也可采用小金丸外敷，主要用于配合手术和放化疗，以减轻患者的不良反应，改善食欲，提高抗病能力。针对那些不能接受手术治疗和放化疗的患者，中医方法也可作为主要治疗手段，但需在专业中医师指导下进行。

🔍 家庭护理

1. 保证充足的睡眠，避免过度疲劳和熬夜。

2. 家属多陪伴患者，鼓励患者坚定信心，使患者保持心情愉悦。

3. 女性患者注意避免应用雌激素。

4. 避免放射线照射，特别是儿童，要尽量避免头颈部X线照射。

5. 注意手术部位的卫生，避免感染。

6. 遵医嘱服药，补充甲状腺素，定期复查，坚持终身随访，如发现甲状腺或其他地方有结节或肿块，应立即就医。

🔍 康复运动 ··

1. 术后 1 周： 颈部淋巴结清扫的患者开始进行肩颈部肌肉功能的康复训练。

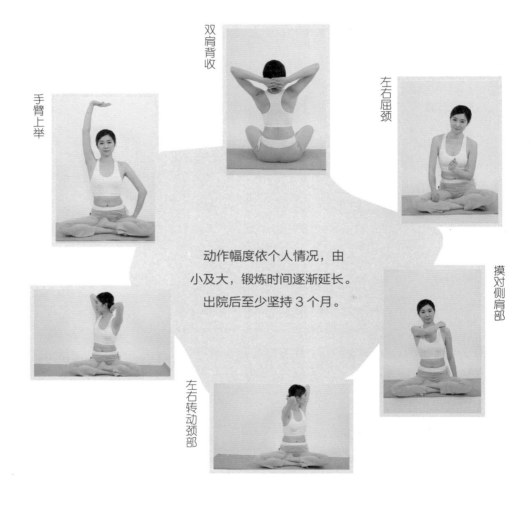

双肩背收

手臂上举

左右屈颈

摸对侧肩部

左右转动颈部

动作幅度依个人情况，由小及大，锻炼时间逐渐延长。出院后至少坚持 3 个月。

2. 术后 1~2 个月： 可以做颈部的"米"字型运动，如前、后、左、右、左前、右前、左后、右后。

3. 平时： 患者应坚持进行适当的运动锻炼，以太极拳、散步、瑜伽、五禽戏等温和的运动为主，循序渐进，增强体质。

饮食调养

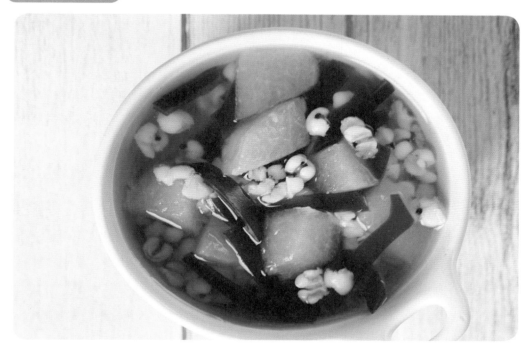

1. 先给予流质、温热饮食，以高蛋白质、高维生素的饮食为主，逐渐过渡到半流质饮食、软食，进食时要防止呛咳。

2. 甲状腺全切的患者可多吃富含钙质的食物，如牛奶、豆腐、芝麻等。

3. 忌食高碘食物，比如紫菜、淡菜、海带、贝壳类海产品等。

4. 戒烟酒、浓茶、咖啡，忌食生冷、腌制、辛辣刺激性的食物。

★ 推荐食谱 ★

海带冬瓜汤

功效： 健脾祛湿，清热利水，软坚散结。

材料： 水发海带 50 克，冬瓜 500 克，薏苡仁 50 克，盐适量。

做法：

1. 冬瓜去皮，切块；海带洗净，切条；薏苡仁洗净，浸泡 4 小时。

2. 将海带、薏苡仁一起放入锅中，加水煲至食材变熟，再放入冬瓜块煮熟，最后加盐调味即可。

颈部淋巴结肿大，持续加重，无痛，长期不规律发热，可能是淋巴瘤

淋巴瘤是起源于淋巴造血系统的恶性肿瘤。因为淋巴系统是布满全身的，所以淋巴瘤可以侵犯到几乎全身任何组织和器官，这也正是淋巴瘤的恐怖之处。但是，淋巴瘤同其他恶性肿瘤一样，只要发现得早，5 年生存率可达 90% 以上。因此，建议大家了解淋巴瘤的早期报警信号，发现异常及早就医检查。

🔍 报警信号

1. 无痛性淋巴结肿大：正常的淋巴结只有芝麻粒或绿豆般大小，如果在全身多个部位先后或同时出现淋巴结肿大，且表面光滑、质地较韧，无痛，无明确原因，且呈进行性加重趋势，一定要重视起来。颈部、腹股沟、腋下和锁骨上等浅表淋巴结肿大最常见，也较容易摸到。

骨上等浅表淋巴结肿大最常见，也较容易摸到。

专家提醒

检查颈部淋巴结的时候，先找到下颌骨的界限，然后从下颌骨开始，从上到下一点一点地触摸颈部。一般由炎症引起的淋巴结肿大多伴有疼痛，当炎症消退后，疼痛也会消失，这是与淋巴瘤最关键的区别。

肿大淋巴结

正常淋巴结

2. 不明原因的低热：有部分淋巴瘤患者是以发热为主要或首发症状，发热通常持续 3 周以上，且体温在 37.5~38.5℃之间，经治疗后时好时坏，经完整的病史询问、体格检查及常规实验室检查后仍不能明确诊断，特别有时候还会伴有皮痒、多汗、消瘦等症状，就要警惕淋巴瘤的可能。

🔍 就医检查

1. **就诊科室**：普通内科、血液内科、肿瘤科。

2. **检查项目**：血常规、淋巴结穿刺活检，确诊后可根据情况进行骨髓穿刺和活检、脑脊液、磁共振成像、内镜等检查。

🔍 治疗方法

西医疗法

治疗方法	适用情况
化疗 + 放疗	适合霍奇金淋巴瘤患者
化疗	是治疗非霍奇金淋巴瘤的主要手段
药物治疗	是化疗和放疗的辅助手段
造血干细胞移植	符合条件的淋巴瘤患者，在大剂量联合化疗后，可进行造血干细胞移植，以求最大限度杀灭癌细胞
手术治疗	多用于活组织检查或并发症处理，并不是治疗淋巴瘤的理想方法

中医理疗

淋巴瘤理疗应注意清热解毒，益气养阴，软坚散结，这里给患者推荐一个理疗方。

配方	金银花 10 克，菊花 10 克，蒲公英 20 克，紫花地丁 20 克，生黄芪 30 克，太子参 15 克，麦冬 15 克，生牡蛎 30 克，昆布 15 克，浙贝母 10 克，夏枯草 15 克，山慈菇 15 克，莪术 15 克，丹参 30 克
做法	上药一起放入砂锅中，先用清水浸泡 30 分钟，然后水煎 2 次，将两次药液混匀服用
用法	每日 1 剂，分两次服用

🔍 家庭护理

1. 患者要多休息，采取舒适的体位，保证充足的睡眠，不要熬夜。

2. 家属要给予患者鼓励和支持，使患者保持情绪稳定，心情舒畅。

3. 患者要学会避免感染的自我防护知识，如正确佩戴口罩、勤洗手等，家属在接触患者前也要洗手，避免感染。

4. 注意保暖，及时增加衣物，预防受凉。

5. 不要反复触摸或热敷肿大的淋巴结，以免刺激生长。

6. 保持皮肤清洁，出汗后及时擦干汗水，更换衣物。

7. 注意口腔的清洁卫生，每天可多次用淡盐水含漱，尤其是进食前后、晨起、晚上睡前，以便清除食物残渣。还要注意观察口腔黏膜有无异常，牙龈有无红肿。

8. 保持肛周及会阴部卫生，每次便后清洗干净，并用 0.02% 的高锰酸钾溶液坐浴 20 分钟。

9. 避免一切刺激皮肤的因素，穿宽松、柔软、吸水功能强、弹性好的衣物，注意防晒、避免冷热转换刺激及各种消毒剂的使用等。

10. 规律服药，定期复查，同时监测患者的体温，是否发热或有皮肤、黏膜、呼吸道感染症状，如有，必须及时就医。

🔍 康复运动

1. 早期患者： 如果呼吸、循环系统正常，可遵医嘱适度活动，如散步、瑜伽等，但应避免劳累。

2. 放化疗期间： 多休息，少活动，以减少身体消耗。

3. 康复期： 应尽早下床活动，可适当参加社交活动，锻炼身体，增强体质。

专家提醒

外出活动时要做好防护，注意预防感染。如果感觉不舒服，应避免外出，在室内活动或在床上锻炼。

🔍 饮食调养

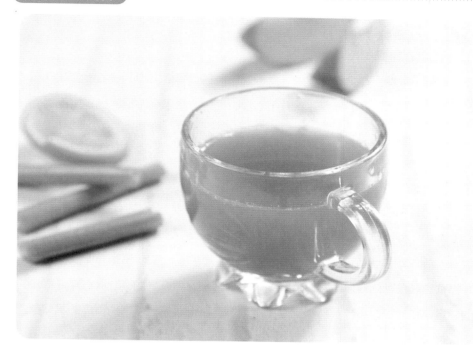

1. 饮食要清淡、温热、细软，保证高能量、高蛋白质、高维生素。

2. 多饮水，以温热白开水为宜，也可以饮用新鲜蔬果汁。

3. 便秘的患者宜多吃些新鲜蔬果，腹泻患者宜低渣无刺激饮食。

4. 做好饮食卫生，不喝生水，不吃生食、过期食物，水果削皮后食用，不吃袋装零食和加工肉制品。

5. 戒烟酒、浓茶、咖啡，忌食生冷、油腻、煎炸等易刺激胃肠道的饮食。

★ 推荐食谱 ★

芹菜苹果汁

功效： 健脾益气，软坚散结。

材料： 芹菜 400 克，苹果 2 个。

做法：

1. 芹菜洗净，切碎；苹果洗净，去皮，切小块。

2. 先将芹菜碎榨汁，再放苹果块榨汁，完成后即可饮用。

吞咽时有梗噎、异物感，胸骨后不适或疼痛，警惕食管癌

　　食管癌是一种发生在食管上皮组织上的恶性肿瘤，早期发现、早期治疗是提高生存率的关键。但食管癌的早期症状并不明显，绝大多数患者发现时已是中晚期。所以，必须熟悉食管癌的早期临床表现，一旦发现异常应及时就医。

🔍 报警信号

　　1. 食管内异物感：总感觉有食物贴附在食管内，吞咽不下，与进食无关。

　　2. 食物通过缓慢和有停滞感：进食时，感觉食物在食管处通过缓慢，且有停滞的感觉，在进食之后自行消失。甚至连喝水时也会有这种感觉。

　　3. 吞咽时有梗噎感：吞咽食物时，会出现吞咽不顺、梗噎的感觉；常自行消失，隔一段时间后再次出现会进行性加重。

　　4. 咽喉部有干燥和紧缩感：患者会感觉咽喉部干燥、发紧，并有轻微的疼痛，在吞咽粗糙干燥的食物时会更明显。

　　5. 胸骨后疼痛、闷胀不适：不进食时，会隐约感到胸部不适，间歇性出现；进食时胸骨后呈烧灼样、针刺样或牵拉摩擦样疼痛，并能感觉到疼痛的具体部位，间歇反复性地发作；食用流质、温食时疼痛较轻，咽下粗糙、灼热或刺激性食物时疼痛较重，食后疼痛减轻或消失。

　　6. 剑突下或上腹部疼痛：吞咽食物时，剑突下或上腹部会出现不同程度的烧灼样刺痛，食后减轻或消失。也有一部分患者表现为持续性隐痛，且与进食关系不大。

🔍 就医检查

　　1. 就诊科室：肿瘤科、消化内科、胸外科。

　　2. 检查项目：内镜、X线食管钡剂造影、CT、超声检查等。

🔍 治疗方法

西医疗法

治疗方法	适用情况
手术治疗	是首先要考虑的治疗方法，对早期和中期食管癌治疗效果很好
内镜治疗	适用于早期食管癌及中晚期食管癌有梗阻者
放疗	适用于中晚期的可手术、不可手术或拒绝手术的食管癌患者
化疗	辅助治疗，晚期食管癌患者的治疗，是提高治疗效果的有效方法
中医理疗	中医理疗可以作为食管癌治疗的辅助手段，有助于改善手术后并发症，减轻放、化疗的不良反应。食管癌多伴有吞咽困难，可在脾俞、胃俞、肝俞穴刺血拔罐，即先用梅花针将局部的皮肤刺破，再用火罐拔出瘀血，可以起到活血化瘀、疏通经络的作用，对改善吞咽困难症状有效。但注意，一定要由专业医生进行操作。

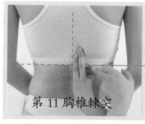

第 11 胸椎棘突

脾俞穴：位于人体背部，当第 11 胸椎棘突下，后正中线旁开 1.5 寸处，左右各一穴。

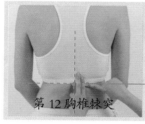

第 12 胸椎棘突

胃俞穴：位于人体背部，当第 12 胸椎棘突下，后正中线旁开 1.5 寸处，左右各一穴。

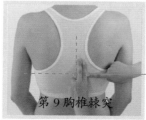

第 9 胸椎棘突

肝俞穴：位于第 9 胸椎棘突下，后正中线旁开 1.5 寸处，左右各一穴。

🔍 家庭护理

1. 患者应多休息，生活作息规律，避免过度劳累。
2. 重视患者的精神状态，鼓励患者，保持轻松愉悦的心情，树立战胜疾病的信心。
3. 注意保暖，避免受凉。
4. 做好口腔护理，每天刷牙 2 次，多次漱口。
5. 餐后不要立即平卧，睡觉时抬高床头，有助于防止胃食管反流。
6. 睡前 2 小时不要吃东西，餐后散步 15 分钟，可促进消化。
7. 监测病情变化，定期复诊，如果出现吞咽疼痛、吞咽不利等情况，应及时就医。
8. 监测患者的体重变化，如果出现无明显原因的体重下降，应及时就诊。

🔍 康复运动

1. 患者在术后应尽早开始活动，比如在床上活动关节、翻身或在床边坐立，可促进肺的复张。但要注意，上半身要避免剧烈活动，也不要将头过度后仰及回转。

2. 术后 1~2 个月，需加强手术侧上肢的运动，避免出现上肢功能障碍或肌肉萎缩，要避免叩打及按摩胸壁。

食管癌术后上肢运动方法

① 坐、卧均可，耸肩，收缩胸肌，保持约 5 秒，再放松 15 秒，反复做 5 次。

② 手术侧手臂屈肘，先将肘部慢慢向胸部靠紧，再伸直手臂向外伸展到最大限度，反复做 3 次。

③ 手术侧手臂外展后，屈肘内移，以手指能触到对侧肩背部为宜，反复做 3 次。

④ 两臂伸直，两手交握，放在身前，缓慢上举过头，复原后再做，反复做 3 次。

⑤ 头部歪向手术侧肩部，触肩后保持 5 秒，复原后再做，反复 3 次。

⑥ 端坐，两手交握放在肚脐处，双肩放低，并向背后收缩，使两侧肩胛骨靠拢，反复做 3 次。

3. 出院后：患者可根据身体恢复情况坚持适当运动，如进行散步、打太极拳、慢跑等有氧运动，循序渐进，逐渐增加运动量，以增强体质，提高免疫力。

🔍 饮食调养

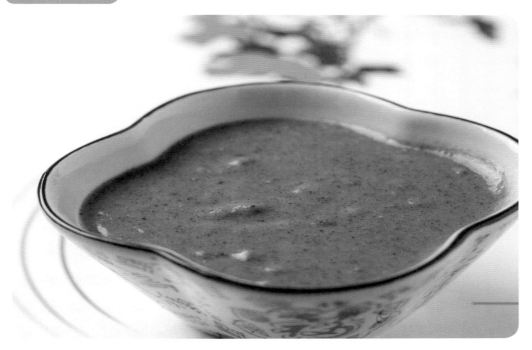

1. 术后禁食 5~7 天。

2. 恢复饮食后应进食高营养、易消化的流食、软食，如稀烂的粥、面条。也可以把馒头、鸡蛋、鱼虾、瘦肉及蔬菜混合适量的牛奶、豆浆制作成匀浆膳食。

3. 多饮水，少食多餐，每天 4~6 餐，细嚼慢咽，坚持半年至一年，然后恢复正常的饮食。

4. 戒烟酒，限糖，忌食坚硬、粗糙、辛辣刺激、油腻、霉变、腌制的食物。

★ 推荐食谱 ★

山药芝麻糊

功效：健脾理气，滋阴清热。

材料：山药、熟黑芝麻各 20 克，鲜牛奶、粳米各适量。

做法：

1. 粳米洗净；山药洗净，去皮，切成小丁。

2. 把所有材料一起倒入料理机内，加入清水、鲜牛奶打成糊即可。

杵状指、男性乳房肥大、下肢水肿等，都可能是肺癌的肺外表现

肺癌是原发于肺部的癌症，多与吸烟、职业致癌因子、空气污染、电离辐射、肺部慢性感染等因素有关。近年来，其发病率和死亡率都呈上升趋势，极大威胁了人们的健康和生命。所以，了解肺癌的早期信号，及早发现，及早就医检查，对提高治疗效果非常重要。

🔍 报警信号

早期肺外表现 | 肺癌的早期信号并不明显，有些一开始是表现在肺外的症状，而且往往先于肺部症状出现，无形中成为肺癌的早期信号。

1. 骨关节症状：骨关节肿胀疼痛，手指和脚趾末端膨大呈杵状指，严重者有可能影响四肢关节的活动。

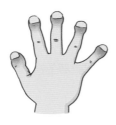

2. 男性乳房肥大：男性肺癌患者约 10%~20% 会出现乳房肥大，多数为双侧肥大，且出现时间比咳嗽、咯血等肺部症状早 1 年左右。

3. 肩背痛：生长在肺尖部的肺癌，易侵犯骨关节、神经肌肉、胸膜和胸壁。

4. 声音嘶哑：转移灶压迫喉返神经，可致声音嘶哑，却无咽痛及上呼吸道感染的其他症状。

5. 头面部、下肢水肿：由于肿瘤压迫了上腔静脉，导致静脉循环障碍，从而引起了水肿，约 5%~10% 的肺癌患者以此为首发症状。

6. 发热：有些肺癌患者同时伴有肺部的炎症，由此出现发热，轻者仅有低热，重者高热，用药后可暂时好转，但很快又会复发。

专家提醒

老年吸烟者或慢性支气管炎患者，如果咳嗽程度加重，次数变频，咳嗽的声音改变，呈高音调金属音（类似于金属的刮削声）时，要高度警惕肺癌的可能性。

典型表现

1. 咳嗽：总感觉气管内有异物，刺激喉咙一阵阵地干咳，服用止咳药无效。

2. 痰中带血或咯血：少量呈间断性或持续性出现，偶尔出现难以控制的大咯血。

3. 胸痛：患者会感觉胸部出现不规则的闷痛、隐痛或钝痛，部位不固定，咳嗽时痛感会加重，会逐渐发展为剧烈的钻痛，痛感持续尖锐，就像拿电钻钻一样，无法忍受，服止痛药无效。

4. 胸闷、气急：患者会感觉呼吸费力或气不够用，劳累时更严重，会觉得胸口憋得难受，像被石头压住似的，呼吸困难，嘴唇、指甲等部位呈青紫色，甚至会窒息。

🔍 就医检查

1. 就诊科室：呼吸内科、肿瘤科、胸外科。

2. 相关检查：胸部 X 线、胸部 CT，支气管镜、胸腔镜、纵隔镜等检查，及细胞学检查、组织活检等。

🔍 治疗方法

西医疗法

治疗方法	适用情况
免疫治疗	是肺癌最新的治疗手段，通过激活人体自身的免疫系统杀灭肿瘤细胞
手术治疗	是肺癌治疗首选和最主要的方法，适用于所有肺癌早期、中期、少数中晚期非小细胞肺癌患者
化疗	对小细胞肺癌的疗效较好，非小细胞肺癌术后的辅助治疗
放疗	对小细胞肺癌的疗效最佳；适用于局部晚期，或因高龄或心肺功能不全不能手术的患者

中医理疗 | 可使用按摩、艾灸、敷贴等中医治疗方法，缓解肺癌患者乏力、呃逆、呕吐、疼痛等症状，改善生存质量。

术后乏力、气短的患者：可艾灸气海、关元穴，每穴每次 10 分钟。

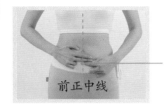

气海穴：位于人体下腹部正中线上，当脐下 1.5 寸处。

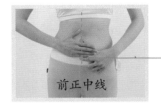

关元穴：位于下腹部，肚脐正下方 3 寸处。

术后顽固性呃逆者：可按压百会、膻中穴，由轻渐重进行揉压，至产生较强酸胀感为度。每穴每次 3~5 分钟。

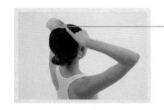

百会穴：位于头顶正中线与两耳尖连线的交叉处。

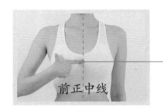

膻中穴：在前正中线上，两乳头连线的中点。

术后痰多，咳稀白痰：可艾灸中脘穴以健脾。

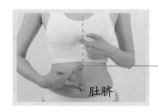

中脘穴：位于腹部前正中线上，当脐中上 4 寸。

患者喘憋明显时：可在定喘、肺俞穴按揉，以缓解症状。

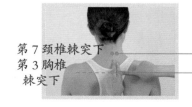

定喘穴：在背部，当第 7 颈椎棘突下，旁开 0.5 寸处，左右各一穴。

肺俞穴：在背部，当第 3 胸椎棘突下，旁开 1.5 寸，左右各一穴。

化疗后恶心呕吐可热敷中脘穴：用吴茱萸 120 克，炒热，用布包好，外敷中脘穴，可温中行气，缓解化疗后恶心呕吐症状。也可隔姜灸神阙穴：取 0.3 毫米厚的新鲜老姜 1 片，中间扎数个孔，将姜片放在患者肚脐上，上置艾炷点燃，以局部皮肤潮红为度。可温阳止呕，健运脾胃。

晚期癌痛可热敷痛处：用白芥子、苏子、莱菔子、吴茱萸各 120 克，炒热或放入微波炉加热，装入布袋，外敷痛处，可缓解肺癌引起的局部疼痛。也可用艾灸法：用点燃的艾条或装艾条的艾灸盒，艾灸疼痛部位，使局部皮肤发红，以不烧伤局部皮肤为度，可温经通络、止痛。

肺癌晚期患者，痰很多，咳痰无力：可以用中药醋甘遂适量，研成细末，敷于神阙穴（肚脐）。

🔍 家庭护理

1. 呼吸困难的患者最好卧床休息，以减少氧气消耗，同时还要注意保持呼吸道通畅，给予持续低流量吸氧。
2. 注意监测患者的呼吸、体温、血压、脉搏等生命体征，协助患者采取合适的体位，辅助患者翻身、咳嗽等。

专家提醒 建议患者在术后 24 小时后开始咳嗽咳痰，将手术过程中压瘪的肺部小支气管及末梢中的痰液排出，促进肺部复张，帮助患者恢复肺功能。

3. 室内空气要清新，每天多通风换气。
4. 患者必须戒烟，还要减少接触二手烟、烟尘、车尾气、油烟等刺激性有害气体。
5. 家属要安抚患者的情绪，坚定其战胜疾病的信心，鼓励患者积极接受治疗。
6. 如果患者出现发热，可用冷敷、擦浴等物理方法降温，也可遵医嘱服用退热药，并勤漱口、更换衣物。
7. 注意保暖，避免受凉。
8. 定期复查：在治疗后 2 年内，每 3 个月复查 1 次；2~5 年内，每半年复查 1 次；5 年后每年复查 1 次。

🔍 康复运动

1. 术后患者多做深呼吸、缩唇呼吸等呼吸锻炼，以利于术后尽快恢复肺功能。从鼻孔吸入空气，嘴唇紧闭，像闻花香一样，默数 3 秒；呼气时，嘴唇缩成吹口哨状，缓慢呼气，默数 6 秒。此法可防止气道过早闭合，控制呼吸。

缩唇呼吸法

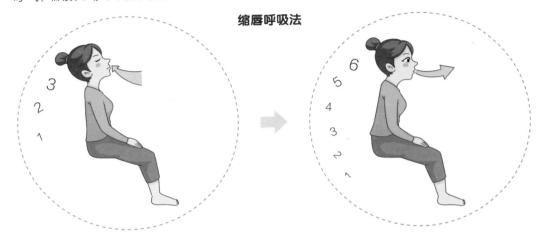

2. 出院后，适当的有氧运动，如慢走、太极拳、呼吸操等，可增强免疫力。

呼吸操——升降呼吸

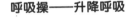

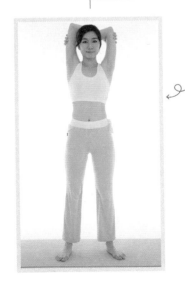

①站立，全身放松，意守丹田。

②吸气，同时将双手从体前轻轻提起，手举至头颈最高处时向后折。

③吸足气后再将双手由体侧缓缓放下，并下蹲，呼气。

④将手放至丹田，再重复前面的动作，反复做5~10次。

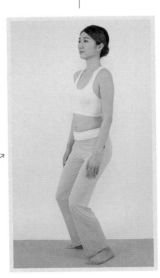

🔍 饮食调养

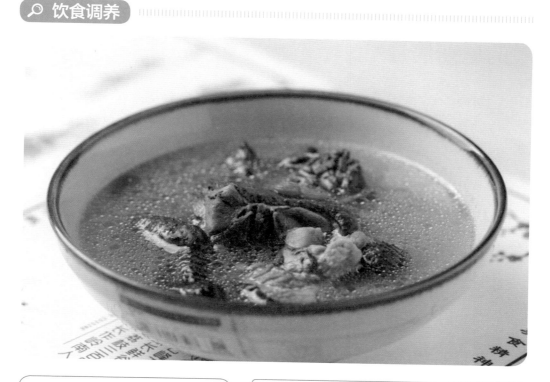

1. 术后：宜用山药、糯米、瘦肉、鲫鱼、红枣、黄芪等材料健脾开胃、益气养血。

2. 放疗期：多饮水，多食用绿豆、梨、莲藕、银耳等养阴的食物。

3. 化疗期：多食用山楂、白扁豆、白萝卜、姜汁、紫苏等，可健脾、止呕。

4. 维持治疗期：饮食清淡、易消化，多吃富含优质蛋白质、维生素的食物，增强免疫力。

5. 术后痰多者，可使用等量的生姜、红枣，煎水代茶饮。

★ 推荐食谱 ★

黄芪炖乌鸡

功效： 乌鸡补血，黄芪补气，本品可气血双补，适用于术后气血不足的肺癌患者。

材料： 乌鸡 1 只，黄芪 50 克，枸杞子适量，盐少许。

做法：

1. 先将乌鸡处理干净，用盐抹匀腌制。

2. 黄芪、枸杞子洗净，塞入乌鸡腹腔内，入锅中隔水炖至鸡肉熟透即可。

乳房有无痛肿块，乳房皮肤凹陷，是乳腺癌的早期信号

乳腺癌就是指发生在乳腺上皮组织的恶性肿瘤，男女都可能患病，但女性发病率更高，占女性恶性肿瘤的首位，所以又被称为"粉红杀手"。乳腺癌有原位癌和浸润癌之分，原位乳腺癌虽不致命，但会发展为浸润癌，形成转移，危及生命。早期乳腺癌患者的 5 年生存率能达 90% 以上，所以，了解乳腺癌的报警信号，早发现，早治疗，对提高乳腺癌预后，降低死亡率非常重要。

🔍 报警信号

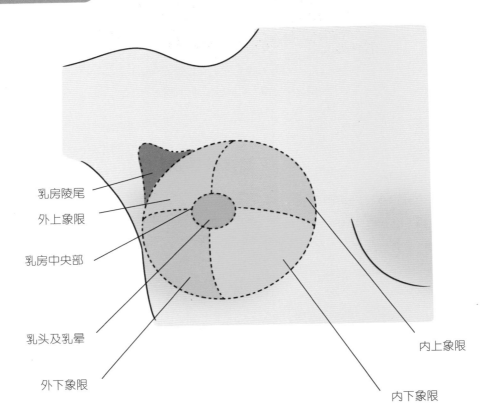

乳房陵尾

外上象限

乳房中央部

乳头及乳晕

外下象限

内上象限

内下象限

1. **乳房上发现无痛肿块**：多位于乳房的外上象限，单侧单发，蚕豆大小，多呈不规则的球形块，边界不清楚；质地较硬，活动性差，不易被推动。大多不伴有疼痛，所以，常是患者在无意中发现的，也有部分患者是在体检中发现的。

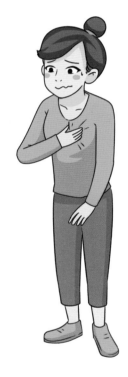

2. **乳房皮肤外形改变**：正常乳房有完整的弧形轮廓，如果这种轮廓出现异常或缺损，就提示乳腺有癌变的可能；有的患者会发现乳房某处皮肤隆起，有的患者乳房会出现像小酒窝一样的凹陷（酒窝征），或者出现像橘子皮一样的许多小点状凹陷（橘皮样改变），或者有毛孔粗大等现象。

3. **乳头溢液**：在非妊娠期或哺乳期出现乳头溢液，溢液性质可为血性、黄色浆液样、血脓性、水样或乳汁样；溢液可因挤压被动溢出，也可自行溢出。

4. **乳头、乳晕异常**：部分患者出现乳头回缩或抬高的症状；还有些患者的乳头出现湿疹样改变，比如乳头部位瘙痒、脱屑、糜烂、破溃、结痂伴有灼痛。

5. **疼痛或不适**：少数患者乳房会伴有不同程度的、阵发性的疼痛或不适，比如隐痛、钝痛或针刺样痛；有些患者还会感觉一侧肩背部发沉、酸胀不适，甚至会牵涉到该侧的上臂。

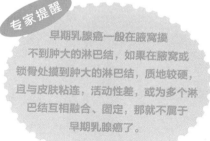

专家提醒

早期乳腺癌一般在腋窝摸不到肿大的淋巴结，如果在腋窝或锁骨处摸到肿大的淋巴结，质地较硬，且与皮肤粘连，活动性差，或为多个淋巴结互相融合、固定，那就不属于早期乳腺癌了。

就医检查

1. 就诊科室：乳腺科。

2. 相关检查：乳腺彩超、乳腺X线、乳腺磁共振成像、胸部CT、穿刺活检、乳管镜、乳导管造影、溢液细胞学涂片等。

治疗方法

西医疗法

治疗方法	适用情况
手术治疗	首选治疗方案，但选择哪种手术方式需综合评估乳腺癌分期和患者的身体情况，如果患者全身情况差、主要脏器有严重疾病、老年体弱不能耐受等，则不适用手术治疗
辅助化疗	适用于浸润性乳腺癌伴腋窝淋巴结转移者
新辅助化疗	适用于肿块较大（>5cm）、腋窝淋巴结转移、有保乳意愿但肿瘤大小与乳房体积比例大难以保乳的患者
内分泌治疗	适合激素受体阳性的各期乳腺癌患者
靶向治疗	适用于HER-2阳性的乳腺癌患者
放疗	常与手术或化疗搭配使用，也适用于晚期乳腺癌患者

中医理疗 中医理疗可作为乳腺癌的辅助治疗手段，能够帮助患者减轻治疗时产生的不良反应，调节免疫功能和体质状况，对促进康复有益。

肝郁气滞者：将玫瑰花、玳玳花各10克，用沸水冲泡，代茶饮，可疏肝解郁，和胃止呕。

化疗后出现恶心呕吐可用白芥子、吴茱萸各120克炒热，装入布包，外敷患者脐部，可温中行气，缓解化疗后出现的恶心呕吐症状。也可取0.2~0.5毫米厚的新鲜老姜1片，中间扎数个孔，将姜片放在患者的内关穴上，上置艾炷点燃施灸，以

局部皮肤潮红为度。每次灸 5~10 壮，可活血止痛、散寒止呕。但要注意，乳腺肿物
处切忌艾灸。

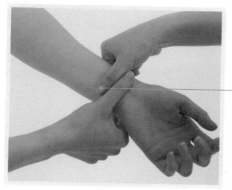

内关穴：位于腕部，腕掌侧远
端横纹上 2 寸，掌长肌腱与桡
侧腕屈肌腱之间。

术后上肢水肿：取白芥子、苏子、莱菔子、吴茱萸各 120 克，炒热后装入布袋，
外敷患处，可温经通络、行气消肿，有助于缓解乳腺癌患者术后上肢水肿的症状。
但需注意，如果患肢红肿热痛，则不宜热敷。

🔍 家庭护理

1. 调整好生活的节奏，规律作息，劳逸结合，不熬夜。

2. 保持心情舒畅，不要生闷气，以保持体内雌激素水平稳定。

3. 术后患者患侧上肢容易出现水肿，注意上肢不要提重物。

4. 选择合适的文胸，并尽量缩短穿戴文胸的时间，给乳房松绑。

5. 保持健康的体重：超重或肥胖的患者应积极减重，营养不良或体重过轻的患者应加强营养，尽量使体重达到正常范围。

6. 育龄患者需做好避孕措施，以免妊娠影响乳腺癌的预后效果。

7. 遵医嘱用药，掌握乳腺自我检查方法，定期复查，终生随访。

🔍 康复运动

1. 乳腺癌患者在术后要积极进行康复运动，开始时做一些影响程度较小、有助于恢复全身力量的有氧运动，比如散步、瑜伽、游泳等，以不感觉疲劳为宜，循序

渐进地恢复体力和耐力。

2. 乳腺癌手术会常规清扫腋下淋巴结，因此术后1周就应开始进行患侧上肢的功能锻炼，先锻炼手腕的屈伸功能，再进行肘关节的屈伸，然后根据医嘱再开始进行肩关节的锻炼，循序渐进，每天至少锻炼20分钟。

● 梳头动作：举起患肢，手指（或者用梳子）从前额向后做梳头运动，一直梳到后枕部，有助于恢复肩关节的旋转功能。

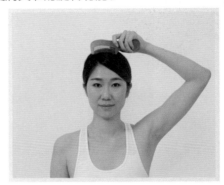

● 蜘蛛爬墙动作：面对墙站立，手臂上举，沿墙壁从下向上做爬墙摸高动作，有助于恢复肩关节的上举功能。

● 摸对侧耳运动：患肢从头部正上方横向绕过，摸对侧的耳朵。如果开始时不能摸到对侧耳朵，可先练习患侧手臂的横向抬高运动，熟练后再过渡到摸对侧耳朵。

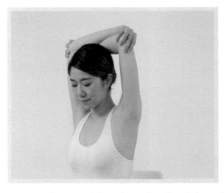

在开始锻炼时，可用健侧手臂帮助抬高患肢。

3. 训练患侧上肢后，还需加强双侧上肢运动，如跳绳、拉吊环、俯卧撑、扩胸运动等，可促进局部的血液循环，帮助乳腺恢复。

🔍 饮食调养

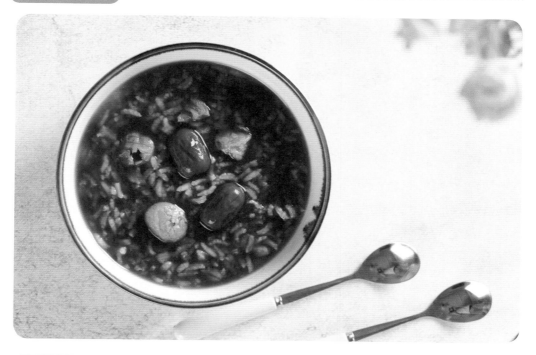

1. 饮食宜清淡、低脂，定时定量，少食多餐，避免暴饮暴食。
2. 适量摄入鱼、蛋类等动物蛋白质，以提高免疫力。
3. 少吃精制谷物和高脂、高糖食物，如红肉、加工肉、肥肉、动物内脏、甜品、油炸食品等。
4. 少吃反季节蔬菜和水果，如催熟的西红柿、葡萄等。
5. 戒烟酒、浓茶、咖啡，忌食腌制、熏制、炸烤、辛辣刺激食物。
6. 忌食含雌激素的保健品或营养品，如羊胎素、蜂王浆、雪蛤等。

★ 推荐食谱 ★

党参红枣桂圆粥

功效： 健脾养胃，补气养血。

材料： 党参 20 克，红枣 10 枚，桂圆肉 15 克，大米 50 克。

做法：

1. 将党参洗净，放入锅中，加水煎煮 20 分钟，去渣取汁，备用。
2. 红枣、大米分别洗净，与桂圆肉一起放入药汁中，熬煮成粥即可。

上腹隐痛，持续性消化不良和食欲减退，有可能是胃癌

胃癌就是发生在胃部的恶性肿瘤，可发生于胃的任何部位，大多是由于胃黏膜的上皮细胞发生了恶变，出现异常的生长，导致癌症。胃癌是我国常见的恶性肿瘤之一，近些年，由于饮食结构不健康、工作压力增大、幽门螺杆菌感染等原因，胃癌年轻化的趋势更明显。早期胃癌术后的 5 年生存率可达90.9%~100%，而晚期胃癌的治疗效果则很差。所以，大家需要了解胃癌的报警信号，尽量做到早发现、早治疗。

🔍 报警信号

绝大多数胃癌早期没有明显症状，以下这些都是常见而又缺乏特异性的胃癌早期信号，千万要重视。

1. 上腹轻度不适：这是胃癌最常见的初发症状，主要表现为患者上腹部饱胀感，在进食后更为明显，通常进食少量食物就会有饱胀感，且常伴有嗳气、轻度恶心。这些症状常被认为是普通胃炎而被忽视。

2. 食欲减退、厌食、消瘦、乏力：因为饭后饱胀感明显，患者会自动限制饮食，不想吃饭，尤其是厌食肉类，致使体重下降而消瘦、乏力。

3. 心窝部空心痛：痛感不严重，可忍受，与进食没有关系，通常在安静休息时痛感明显一些，这也是胃癌的早期症状。

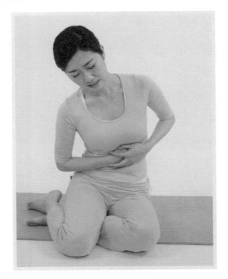

4. 既往有萎缩性胃炎的患者：若有上腹部隐痛、胀满，嗳气，食欲不振，或消瘦、贫血等症状，且在短时间内持续加剧，则要警惕胃癌的可能。

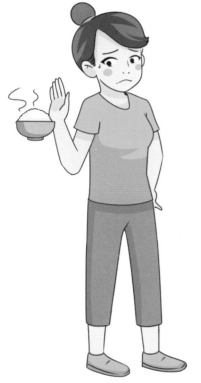

5. 既往有胃溃疡病史的患者：如果最近一段时间上腹痛频率加快、程度加重或上腹部有饱胀感，有时伴有嗳气、反酸、呕吐、食欲减退等，都有可能是胃癌的信号。

6. 呕血、黑便：当肿瘤侵犯血管时，可引起消化道出血，早期胃癌只有少量出血，多表现为大便潜血阳性，部分可出现间断性黑便。

7. 残胃患者：良性胃病经胃切除手术后 10 年以上，出现上腹胀痛、食欲减退等症状，要及时就医检查，以防胃癌的发生。

8. 老胃病者：既往有胃病史，经治疗后会有很长一段时间症状得到缓解，但再次出现胃病表现，则需要及早就医检查。

专家提醒

慢性胃炎的症状与胃癌早期症状非常相似，凭主观判断难以鉴别，必须经胃镜检查才能确诊。

🔍 就医检查

1. 就诊科室：消化内科、普通外科或肿瘤科。

2. 检查项目：血常规、便常规和潜血、胃镜、活检。胃癌确诊后还要进一步检查胸部 CT、全腹（包括盆腔）CT 或磁共振成像、肝肾功能、心肺功能等。

🔍 治疗方法

西医疗法

治疗方法	适用情况
药物治疗	根据患者情况选择用药
内镜治疗	适用于早期的胃癌，且病灶要小于 2 厘米，病理组织分化良好且没有溃疡的黏膜内癌
手术治疗	是胃癌患者获得根治的唯一可能办法，绝大多数早期胃癌术后可获得根治
化疗	用于根治性手术的术前、术中和术后，延长生存期，但早期胃癌根治术后一般不必辅助化疗
放疗	用于局部晚期胃癌患者，可联合化疗增加疗效
靶向治疗	可作为胃癌的辅助治疗，但作用有限
免疫治疗	是目前胃癌的最新治疗手段，通过激活人体自身的免疫系统杀死肿瘤细胞，相对于放、化疗，副作用较小
支持治疗	比如镇痛、纠正贫血、改善食欲等，旨在减轻患者痛苦，改善生活质量，延长生存期

中医理疗　中医认为，脾胃位于中焦，脾胃虚弱，就会使痰浊内生，时间久了与癌毒共结，就会发展为胃癌。所以，用一些中医理疗的方法，有助于改善术后并发症，减轻放化疗产生的不良反应，改善患者的生活质量。

艾灸足三里穴：点燃艾条，在距离皮肤 2~3 厘米处施灸，也可沿足三里穴缓慢地上下移动，以局部皮肤发红且不会烧伤为度。每次灸 15~20 分钟，每日 1 次，可健脾胃、助运化、调气血、强身健体，改善机体的免疫功能。

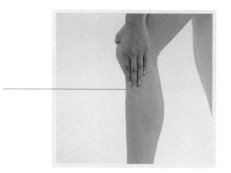

足三里穴：位于外膝眼下 3 寸，
胫骨外侧约 1 横指处。

艾灸中脘穴：用艾条温和灸，每次灸 15~20 分钟，每日 1 次，可健脾化湿。

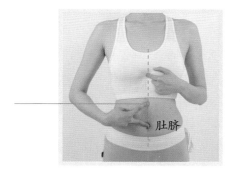

中脘穴：位于腹部前正中线上，
当脐中上 4 寸。

肚脐

艾灸关元穴：用艾条温和灸，每次灸 15~20 分钟，每日 1 次，可温肾助阳，培
补元气。

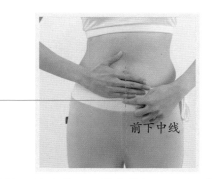

关元穴：位于下腹部，肚脐正
下方 3 寸处。

前下中线

化疗后产生的恶心呕吐可用热敷法缓解：取白芥子、吴茱萸各 120 克，炒热，
装入布包，敷在患者的脐部，药物通过脐部渗透，可温中行气，缓解化疗后产生的
恶心呕吐症状。

🔍 家庭护理

1. 患者及家属都要积极调整心态，坚定战胜疾病的信心，避免过多的担心与恐惧。

2. 多休息，避免劳累，特别是术后合并倾倒综合征者应多采取坐位、半坐卧位及立位，尽量避免平卧。

3. 骨转移的患者应避免久站久行或过度弯腰、低头，避免提重物或进行负荷大的活动，以免造成骨折。

4. 患者要仔细关注自身症状的变化，比如疼痛的性质和频率、是否排黑便等，若有变化应及时就诊。

5. 在家中常备对症治疗的药物，并谨遵医嘱用药。

6. 定期复查，检测病情变化，如果出现复发迹象及早处理。

专家提醒

有些患者在术后会发生倾倒综合征，表现为在进食后 1 小时内，出现腹痛、腹胀、腹泻、反胃、疲劳、心悸出汗、低血压等症状，甚至是晕厥，需要特别注意。

🔍 康复运动

1. 患者应根据自己的术后恢复情况，选择适合自己的运动，比如散步、快步走、太极拳、医疗保健操、瑜伽、游泳等。

2. 开始锻炼时，运动量要小，适应这个强度后，再逐渐增加运动量，达到适宜的强度后，就维持这个水平坚持锻炼，以轻松而不觉得疲劳为宜。

3. 患者也可根据体力情况，参与日常生活中的一些活动，比如陪孩子玩耍、做一些需要体力的家务等，也能起到锻炼的目的。

专家提醒

术后合并倾倒综合征或化疗后血小板低下的患者，锻炼应以散步等活动量较小的运动为主，避免剧烈运动。病情严重者不宜运动。

🔍 饮食调养

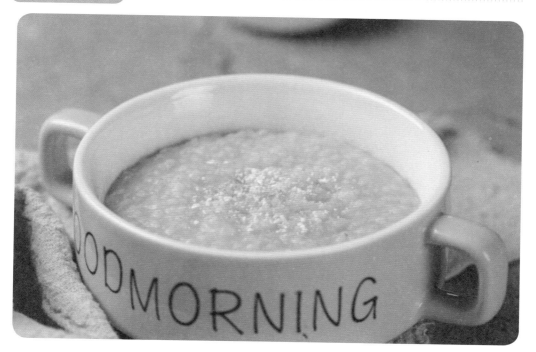

1. 规律饮食，少食多餐，细嚼慢咽，避免暴饮暴食，不吃辛辣刺激、过烫、过硬、变质及高盐食物，戒烟酒。
2. 多吃高蛋白的食物，多吃蔬菜、水果，少吃甜食和高脂肪食物。
3. 术后可用党参、鸡内金、山药粉、糯米、鲫鱼、大枣等材料做成药膳，可健脾养胃、益气养血。
4. 化疗后恶心呕吐的患者，可用陈皮、山楂、萝卜、香菇等煮水喝。

★ 推荐食谱 ★

淮山内金粥

功效：补脾养胃，消食化积。

材料：淮山药（干品）20 克，鸡内金（干品）9 克，小米 150 克。

做法：

1. 将淮山药、鸡内金共研细末，小米洗净。
2. 将药末与小米一起放入锅中，加入适量清水，熬煮至米烂粥稠即可。

右上腹肝区隐痛、钝痛或刺痛，肝掌、蜘蛛痣等，多是肝癌的信号

肝癌，就是指发生在肝脏的恶性肿瘤，可分为原发性和继发性两大类，人们常说的肝癌多是指原发性肝癌。肝癌的发生与饮酒、病毒性肝炎、食用霉变食物、遗传等因素有关。如果早期发现，有治愈的可能。如果等到中晚期治疗，效果差异会很大。所以，大家一定要了解肝癌都有哪些报警信号，尽量做到早发现、早治疗。

🔍 报警信号

1. 肝区疼痛：肝区是指右上腹的肋部或剑突下，这一区域出现不适或疼痛，疼痛性质为间歇性或持续性隐痛、钝痛、胀痛或刺痛，疼痛可时轻时重或短期自行缓解，但在夜间或劳累后疼痛会明显加重。

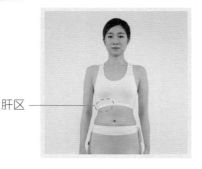

肝区

2. 手掌异常发红：手掌的大小鱼际、指腹、手指根等部位，突然泛红或有成片的红色斑点或斑块，加压后变成苍白色，掌心颜色正常，这种与正常人不同的手掌就可能是临床所说的"肝掌"，

是肝脏受损的表现之一，一定要引起重视。

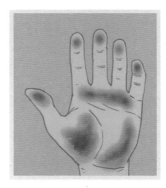

3. 突然出现的"蜘蛛痣"：在面部、颈部、上胸部、肩部及上肢等部位的皮肤表面出现红色痣，痣体隆起，用手触摸能明显感受到其有轻微的跳动感；在痣体周围有很多扩张的毛细血管，呈放射状排列，整体形态好似蜘蛛，因此称为蜘蛛痣，这也是肝脏受损的典型表现。蜘蛛痣大小不一，大者直径可达 1.5 厘

米。当压迫中间痣体时，可使整个蜘蛛痣消失；去除压迫后，可见血液自中心向外充盈。

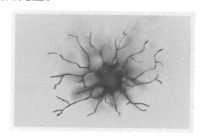

4. 消化道症状： 肝癌患者常会出现腹胀、食欲减退、恶心、呕吐、腹泻等消化系统症状，其中腹胀以上腹部最明显，特别是在进食后或下午，腹胀会加重。这些症状缺乏特异性，容易被忽视。

5. 消瘦乏力： 肝癌患者会有明显的乏力感，与慢性肝炎患者相似；因为消化吸收功能下降，还会逐渐消瘦。

6. 不明原因的发热： 有些肝癌患者会出现出汗、发热，多数为中低度发热，少数可为 39℃ 以上的高热，一般不伴有寒战。服用抗生素无效，口服吲哚美辛等常能退热。

7. 异常出血： 肝癌患者常有牙龈出血、鼻腔出血、皮下瘀斑、消化道出血等出血倾向，在肝癌合并肝硬化的患者中尤为多见。

8. 下肢水肿： 肝癌伴腹水的患者，常有下肢水肿，通常是先发生在脚踝部，然后水肿逐渐向上蔓延，严重者可蔓延至整个下肢。

9. 黄疸： 如果发现皮肤、巩膜越来越黄，就有可能是黄疸所致，而黄疸正是肝病的典型症状，需要引起重视。

10. 肝肿大： 用手按压右上腹部或上腹部，能摸到肿块，质地硬，且不断增大，但无明显不适。

专家提醒

严格地讲，早期肝癌是没有症状的，或者症状不典型，很容易被忽视，因此，肝癌要做到早期发现，不能等有症状了再去做检查，高危人群一定要定期去查彩超、甲胎蛋白和肝功能。

就医检查

当出现以上这些疑似症状时，要及时就医检查。

1. 就诊科室： 肿瘤科或肝胆外科。

2. 检查项目： 甲胎蛋白检测，上腹部 B 超、上腹部 CT、PET-CT、磁共振成像等影像学检查，肝脏活检。

🔍 治疗方法

西医疗法

治疗方法	适用情况
抗病毒治疗	适用于合并有乙肝病毒感染且复制活跃的肝癌患者
靶向药物	用于癌细胞存在特定受体的肝癌治疗
手术治疗	包括肝切除术和肝移植术，是肝癌患者获得长期生存最重要的手段，但患者需符合手术指征和肝移植标准
局部消融治疗	创伤小、疗效确切，适用于那些不耐受手术切除的肝癌患者
介入治疗	是中晚期肝癌的首选治疗方法，有一定的姑息性治疗效果
放疗	适用于肿瘤尚未转移并且又不适合手术切除的患者，或者手术切除后仍有残癌或复发的患者
化疗	有一定的姑息治疗作用，但副作用大
质子治疗	比普通放疗更加安全、精准、有效，但治疗费用很高

中医理疗 中医在治疗肝癌方面也有一定的效果，患者可在医生指导下服用汤剂或中药制剂，也可借助中医理疗方法改善症状，减轻放化疗的不良反应，提高免疫力，提高生活质量。

肝癌合并黄疸的药膳方：取朴硝、枯矾二药各等分，研成细末，每晚取 1~2 克，用米粥送服，可改善肝癌患者的黄疸症状。

药灸方：肝癌合并腹水可通过药灸神阙穴缓解症状。

组成	细辛、川椒目、黄芪、龙葵、桂枝各等分。
做法	上药共研细末，取适量放于神阙穴（肚脐中间），重灸（即长时间温灸同一穴位），首次艾灸 3 小时以上，连灸 3 天以上。
功效	通过脐部用药渗透，可起到排水、利尿的作用，适用于肝癌合并腹水的患者。

肝区疼痛或术口疼痛的肝癌患者，可用拇指指端按压内关穴。内关穴为八脉交会穴，有和胃止痛的功效。

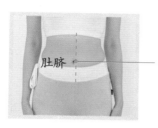

神阙穴：位于脐窝正中。

肚脐

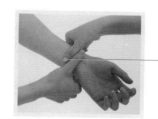

内关穴：位于腕部，腕掌侧远端横纹上 2 寸，掌长肌腱与桡侧腕屈肌腱之间。

🔍 家庭护理

1. 肝癌患者通常会产生抑郁、焦虑、悲观等负面情绪，家属一定要给予心理支持。同时，肝癌患者也要注意调整自己的情绪，豁达的心态、舒畅的心情更有利于对抗癌症。

2. 肝癌患者的免疫力都比较低，所以平时要注意保暖，避免受寒感冒；少去公共场所，出门要戴口罩，避免感染细菌或病毒。

3. 注意劳逸结合，适当参加活动，做做家务，以不疲劳为度。

4. 尽量保持适宜的、相对稳定的体重。

5. 肝癌术后转移复发率较高，所以一定要密切观察、复查和随访，一旦发现有复发或转移的情况，要及时接受治疗，尽可能地改善预后。

🔍 康复运动

1. 术后 1~7 天，可根据情况，在家属的协助和监护下在床边活动，有利于促进术后排便，还能增进食欲。

2. 根据术口的愈合情况和身体机能的恢复情况，逐步加大运动量，比如散步、瑜伽、太极拳、医疗保健操、五禽戏等舒缓的运动都可以，尤其是散步，适合肝癌各期患者。

专家提醒

肝癌患者大多体倦、乏力，所以要避免过于激烈的运动，不要疲劳，还要防止碰撞、损伤，以免造成出血。

🔍 饮食调养

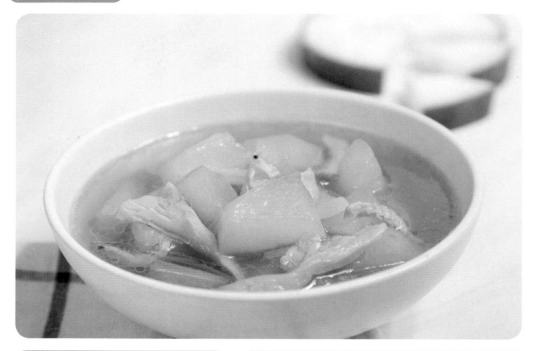

1. 饮食宜清淡、柔软、多样化，以保证营养全面。

2. 适当进食高蛋白的食物，如猪瘦肉、鱼、虾、牛奶、鸡蛋等。

3. 多吃蔬菜、水果，同时多吃真菌类食物，有助于抗肿瘤。

4. 忌食辛辣、油腻食物及甜食，戒酒。

5. 合并腹水的患者可多吃冬瓜、赤小豆、鲤鱼等利水消肿的食物。

6. 发热的患者可用百合、麦冬、天冬等煮水喝，滋阴清热。

★ 推荐食谱 ★

鲜蘑焖冬瓜

功效： 可利水消肿。

材料： 鲜蘑菇150克，冬瓜350克，虾米、胡椒粉、植物油、葱花、盐、香油、料酒、鸡汤、淀粉各适量。

做法：

1. 冬瓜切块，鲜蘑菇洗净切片，虾米浸透。

2. 油锅烧热，爆香葱花、虾米，放入料酒，倒入鸡汤、冬瓜、蘑菇，焖至入味后用淀粉勾芡，最后下香油、胡椒粉、盐，拌匀即成。

右上腹持续隐痛不适，难以缓解，进行性黄疸，提示胆囊癌

　　胆囊癌是起源于胆囊黏膜上皮细胞的恶性肿瘤，恶性程度高，且常与胆囊结石等胆囊良性疾病同时存在，使得胆囊癌早期没有特异性的临床症状，很容易误诊，大多数患者就诊时已属中晚期，预后效果较差，所以，早期诊断和治疗尤其重要。

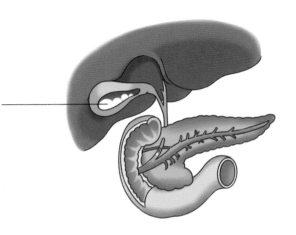

胆囊结石的慢性刺激是导致胆囊癌的重要因素。

🔍 报警信号

　　1. 右上腹不适或疼痛：多数胆囊癌患者在早期会感觉右上腹腹胀不适进而出现持续性的隐隐作痛或钝痛，有时伴阵发性的剧痛，痛感常会波及到右肩膀以及腰背部。这种疼痛与胆囊结石、胆囊炎相似，常被误诊。因此，建议 40 岁以上、有慢性胆囊炎或胆囊结石病史的患者，当这些症状反复发作时，要及时就医排查胆囊癌。

　　2. 消化不良：大多数胆囊癌患者在早期会出现消化不良、厌食油腻、食欲减退等症状，因为胆囊是浓缩和储存胆汁的，胆汁可促进脂肪的消化分解，当胆囊长了肿瘤后，胆囊功能也就不足以对脂肪进行消化。也有一些患者会出现恶心、呕吐、嗳气、稀便等消化系统症状。这些症状都不典型，极易与胃肠病混淆，因此，建议治疗无效，且体重减轻者，要警惕胆囊癌的可能。

就医检查

1. 就诊科室：消化科、肝胆外科、普外科、肿瘤科。

2. 检查项目：彩色多普勒超声检查、多排螺旋 CT（MSCT）、磁共振成像、内镜超声（EUS）、细胞学、肿瘤标志物检查等。

治疗方法

西医疗法

治疗方法	适用情况
手术治疗	是胆囊癌的首选治疗方法，根据肿瘤的临床分期选择手术方式
营养支持治疗	适用于不能进食的患者
化疗	适用于肿瘤切除后或晚期不能切除的患者
放疗	适用于分期较早但伴有淋巴结转移的胆囊癌患者
介入治疗	适用于发生广泛转移、失去手术机会的胆囊癌患者，可改善症状，提高生存质量

中医理疗 ｜ 中医疗法有助于缓解胆囊癌患者的病痛，改善生活质量。

艾灸中脘穴：每次灸 10~15 分钟，可祛湿、助消化。

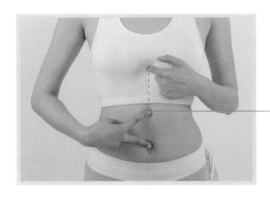

中脘穴：位于腹部前正中线上，当脐中上 4 寸。

有黄疸的患者：可给予至阳、肝俞、脾俞、胆俞穴刺血拔罐。

至阳穴：在背部，当后正中线上，第7胸椎棘突下凹陷中，即两肩胛骨下尖部的中间点，左右各一穴。

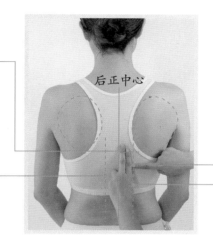

肝俞穴：位于第9胸椎棘突下，后正中线旁开1.5寸处，左右各一穴。

脾俞穴：位于人体背部，当第11胸椎棘突下，后正中线旁开1.5寸处，左右各一穴。

胆俞穴：在背部，第10胸椎棘突下，后正中线旁开1.5寸，左右各一穴。

🔍 家庭护理

1. 鼓励患者保持愉快的心情，树立战胜疾病的信心，积极配合治疗，提高治疗效果。

2. 保证睡眠充足，避免劳累。

3. 卧床时，建议以左侧卧或仰卧位为主，避免压迫胆囊部位，并定时翻身，做好皮肤护理。

4. 保持大便通畅，如发生便秘，可使用开塞露，长时间便秘应去医院检查，避免肠梗阻和返流性胆管炎的发生。

5. 定期量体重，体重是重要的生理指标，可以监测病情变化。

6. 规范使用止疼药，积极遵医嘱治疗，定期复查，有不适症状及时就诊。

🔍 康复运动

1. 术后血压、脉搏平稳的患者应尽早开始活动，可先进行床上活动，再下床活动，以增加肺通气量，促进肠胃蠕动。

2. 出院后应适当参加体育锻炼和轻体力劳动，比如散步、打太极拳、做家务等，忌长时间坐卧、活动过少，以促进机体的恢复。

🔍 饮食调养

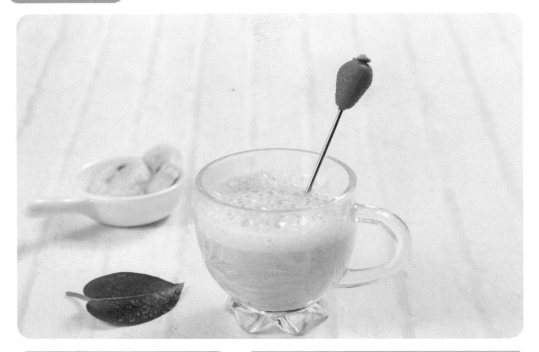

1. 术后 24~48 小时内进食少量水或流质食物，若无异常，应尽快过渡至半流质及正常饮食。

2. 饮食清淡、易消化、高营养，少食多餐。

3. 多饮温开水，多吃新鲜的蔬果。

4. 多吃具有利胆通便作用的食物，如芝麻、苦瓜、莲藕、黄瓜、萝卜、玉米、香蕉等。

5. 忌食高脂肪、辛辣、冷硬食物，禁烟酒。

6. 进食适量糖类,如蜂蜜、红薯等。

★ 推荐食谱 ★

牛奶香蕉汁

功效： 补充蛋白质、维生素，促进排便，适宜胆囊癌患者术后调养食用。

材料： 香蕉 1 根，牛奶 200 毫升。

做法：

1. 香蕉去皮，切段，放入果汁机。

2. 倒入牛奶，启动果汁机，打几分钟即可。

腰胀、腰部不适，严重时连带肩背不适，要警惕胰腺癌

胰腺癌是一种恶性程度极高的恶性肿瘤，被称为"癌症之王"。胰腺是人体内最大的消化腺，负责分泌胰液，通过胰管注入十二指肠，用来分解脂肪、蛋白质和糖类。胰腺体积很小，位置又很隐蔽，在胃的后下方，十二指肠在它这里拐弯，从头到尾被脾脏包裹，只有CT才能看到它，所以早期不易诊断，大多发现的时候已经是中晚期，而且病情进展迅速，肝脏、淋巴转移率高，对放疗、化疗又不敏感，所以早诊早治是提高治疗效果的关键。

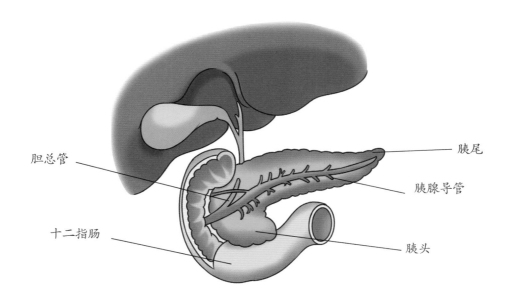

胆总管

十二指肠

胰尾

胰腺导管

胰头

🔍 报警信号

1. 上腹部不适：以左上腹为主，患者会出现上腹部疼痛、饱胀不适、恶心、食欲减退等症状，无特异性，很容易和胃肠、肝胆等消化道常见疾病相混淆。

因此，按胃病给药治疗后症状减轻，但停药后病情逐渐加重，且胃镜、B超也未发现异常的患者，应警惕有无胰腺疾病的可能。

2. **腰背部痛**：这是早期胰腺癌最常见的症状，因为胰腺紧贴在腹后壁，部分神经和背部神经挨着，所以患者会感觉腰胀、腰不舒服，甚至会连带着肩背部感觉不适。但这些症状常被误认为是腰肌劳损、腰间盘突出、肩周炎、颈椎病等，因此而延误治疗。

3. **消瘦、乏力**：胰腺癌会影响营养的消化吸收，所以，如果出现不明原因的消瘦、乏力、体重迅速下降等症状，就应及时排查胰腺疾病。

4. **糖尿病**：肿瘤会影响胰岛的功能，胰岛若不能产生足够的胰岛素，血糖就会升高，所以 50% 胰腺癌患者发病的最初表现就是类似于糖尿病的症状，血糖升高，伴随体重下降，也因此常被误诊为糖尿病。还有长期患糖尿病的患者，病情突然加重，用原来的方法控制不了血糖，就要警惕可能在原有糖尿病的基础上又发生了胰腺癌。

5. **黄疸**：如果肿瘤长在胰头上，压迫到胆总管，患者早期就会出现黄疸的症状，巩膜、皮肤发黄，且黄疸的症状会慢慢加深，尿液颜色逐渐加深，粪便颜色也会发生改变，甚至出现陶土色粪便，还会伴有皮肤瘙痒的症状。所以，如果突然出现黄疸，不仅要排查肝胆疾病，还要警惕胰腺癌的发生。

6. **腹泻**：部分胰腺癌患者在早期会出现腹泻症状，这是由于肿瘤病灶部分阻塞了胆总管下端和胰腺导管，只有部分胆汁和胰液能够进入肠道内参与消化所致。而一旦出现脂肪泻，表现为粪便色淡、油状、粪便量及排泄次数增加，有恶臭，则说明胆总管或胰腺导管已经完全梗阻，摄入的脂肪无法进行正常分解代谢，只能从粪便中排出，也说明胰腺癌已经到了晚期。

🔍 就医检查

1. **就诊科室**：普外科、消化科、肿瘤科。

2. **检查项目**：肝功能、肿瘤标志物检查、B 超、上腹部增强 CT、胰胆管造影、磁共振成像、穿刺活检等。

专家提醒

一般的腹部 B 超和腹部平扫的 CT 对胰腺癌的敏感性不是很高，如果怀疑是胰腺癌的话，建议做上腹部的增强 CT 来筛查，这是目前检查胰腺最佳的无创性影像学检查方法。

🔍 治疗方法

目前，胰腺癌是临床上治疗难度最大的肿瘤，需要多学科综合诊治，以制订最合理的治疗方案。

西医疗法

治疗方法	适用情况
手术治疗	是治疗胰腺癌最有效的方法，根据患者肿瘤的侵犯程度来选择具体的方式
药物治疗	针对胰腺癌的支持治疗，使患者可以接受手术、放疗、化疗等
化疗	适用于术前、术后的患者以及晚期不能接受手术的患者
放疗	与化疗配合，是治疗局部晚期胰腺癌的首选方式
介入治疗	适用于有黄疸、梗阻或出血等情况的患者

中医理疗 ｜ 中医药对胰腺癌的治疗也有一定的作用，能帮助患者术后功能恢复，缓解放疗、化疗的不良反应，提高生存质量。

1. 缓解疼痛的方法：可用艾条在局部疼痛处艾灸，也可在后背的疼痛反射点反复按摩，都有助于缓解胰腺癌患者的疼痛。

2. 拔罐：胰腺癌寒湿重，除艾灸外可在腹部胰腺区域用"发泡罐"的方法，可达到祛除寒湿的目的。此方法需在医生指导下使用。

3. 艾灸中脘、关元穴：用温灸法坚持艾灸这两个穴位，每穴每次 10~15 分钟，可温阳祛湿，培补元气。

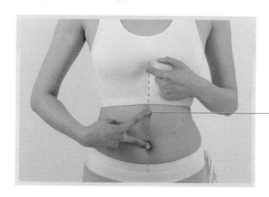

中脘穴：位于腹部前正中线上，当脐中上 4 寸。

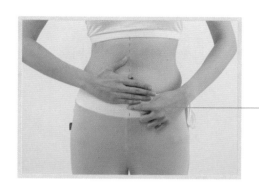

关元穴: 位于下腹部，肚脐正下方 3 寸处。

🔍 家庭护理

1. 给患者提供适宜的休养环境，作息规律，保证充足的睡眠。

2. 帮助患者采取舒适的体位，如弯腰屈膝右侧卧位，可以减轻疼痛。

3. 注意患者情绪，减轻患者的精神压力，提高患者配合治疗的信心，以积极的心态面对疾病。

4. 注意保暖，避免感染。

5. 遵医嘱给予止痛药，如果疼痛伴呕吐、黑便等，提示出现消化道出血，要及时就诊。

6. 遵医嘱复查，以尽早发现病情变化。

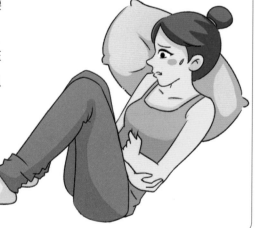

🔍 康复运动

1. 胰腺癌早期患者：适当增加缓和的户外活动，如散步、太极拳、医疗体操等，以增强体质，提高免疫力，但不宜做剧烈运动，避免过度劳累。

2. 胰腺癌晚期患者：多卧床静养，也可以进行少量、持续的活动，比如在室内散散步、活动肢体，有助于促进血液的循环，对调节心态、延长生存期都有好处。

🔍 饮食调养

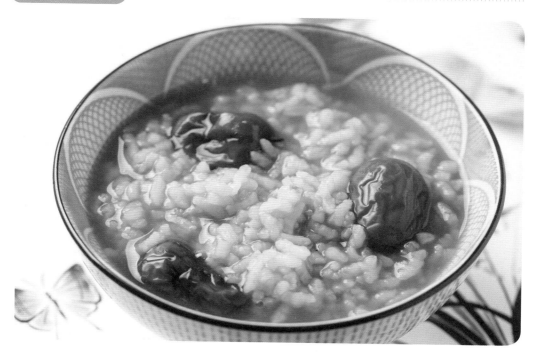

1. 饮食易消化、富营养、少刺激性，低脂肪饮食。

2. 进食规律，少食多餐，细嚼慢咽。

3. 戒烟酒，忌食高脂肪、高糖、寒凉及辛辣刺激性食物。

4. 多食新鲜水果和蔬菜，注意保持谷类、豆类、甘薯等粗粮的摄入。

5. 注意增加食物的色香味，以增进患者的食欲。

★ 推荐食谱 ★

茵陈附子粥

功效： 抗菌消炎，散寒止痛，助阳，抗癌。

材料： 茵陈 20 克，制附子、炙甘草各 10 克，生姜 15 克，红枣 10 个，粳米 100 克。

做法：

1. 将茵陈、制附子、炙甘草、生姜先放入砂锅中，煎煮 1.5 小时，去药渣取汁。

2. 粳米、红枣放入药汁中煮成粥即可。

腰部一侧出现胀痛，进行性加重，警惕肾癌

肾癌，全称是肾细胞癌，是泌尿系统的常见癌症，主要起源于肾小管上皮细胞。肾脏位于人体的脊柱两侧，也就是后腰的位置，从前面看的话，肾脏在肚脐的两侧，它前面有肠，后面有肋骨，在体内的位置比较隐蔽，用手触摸不到，所以肾癌临床表现的特点就是变化多端，善于伪装，这也导致很多患者都是在没有任何症状的情况下，就已经确诊，且肿瘤已经在体内发生转移了。当然，也有少部分患者会出现一些早期信号，需要大家特别了解一下。

🔍 报警信号

1. 腰部胀痛：这是肾癌发病的主要信号，患者首先会感觉一侧的腰部发胀，然后出现胀痛，刚开始时痛感并不剧烈，但会一点点加重。如果你有这样的症状，一定要及时就医排查肾癌。

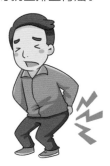

2. 尿频、排尿不畅：肾脏是泌尿器官，所以部分患者会出现尿频、排尿不畅的症状，与前列腺炎的症状相似，但如果按照前列腺炎治疗无效时，就要及时进行肾脏的 B 超检查。

3. 肾外症状：10%~40% 的肾癌患者早期会出现副瘤综合征，表现为浑身乏力、不明原因的消瘦和发热、水肿、贫血、高血压、高钙血症、肝功能异常、红细胞增多症、食欲明显减退、腹部闷胀、消化不良、恶心呕吐等肾外症状。这是由于肿瘤侵犯肾脏时，肾脏本身做出应激反应而引发的一系列免疫反应。但是，这些症状都缺乏特异性，很多其他疾病也会出现这些症状，所以很容易被忽视。

专家提醒

血尿、腰痛和腹部肿物称为肾癌三联征，但是，当出现血尿和腰腹部肿物的时候，往往已经是肾癌晚期了。所以，建议 50 岁以上的人群出现上述症状，对症治疗无效时，要及时做个 B 超排查肾癌。

🔍 就医检查

1. 就诊科室：泌尿外科、肾脏内科、肿瘤科等。

2. 检查项目：腹部 B 超、胸部 X 线、腹部增强 CT、磁共振成像、膀胱镜、肾穿刺活检等。

🔍 治疗方法

西医疗法

治疗方法	适用情况
手术治疗	是肾癌首选治疗方法，适用于早期、中期肾癌患者
内科综合治疗	适用于晚期肾癌患者
放疗	适用于局部肿瘤复发或晚期已发生转移的肾癌患者
介入治疗	适用于不能耐受手术治疗及出现肝转移的肾癌患者
消融治疗	适用于年老体弱或有手术禁忌证的小肾癌（肿瘤直径 ≤ 4 厘米）患者

中医理疗

肾癌术后药膳方：生黄芪 30 克，冬虫夏草 15 克，老鸭 1 只，共同炖汤。可健脾补肾，祛湿化痰。

壮身按摩法：用拇指按揉双侧足三里穴，每穴每次 100 遍，可健脾益气，改善食欲，增强体质。

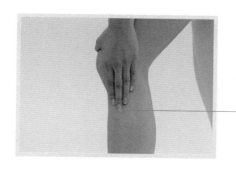

足三里穴：位于外膝眼下 3 寸，胫骨外侧约 1 横指处。

🔍 家庭护理

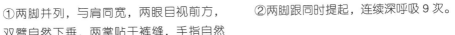

1. 患者和家属都要增强治病的信心，消除焦虑恐惧心理。

2. 预防基础疾病，注意保暖，避免感冒。

3. 养成规律的起居习惯，保证充足的睡眠，避免疲劳。

4. 遵医嘱按时用药，出现发热、呕吐等症状应立即就医。

5. 做好日常病情监测，如尿量、尿液颜色、尿液性质，及有无出血、感染等。

6. 每日做好口腔、会阴等处的基础护理，避免发生感染。

🔍 康复运动

1. 术后第 2 日即可在床上活动，比如翻身、四肢伸展活动等。

2. 术后第 3 日可离床活动，注意活动量适度，以不引起患者不适为宜。

3. 出院后体能较好、可以自由活动的患者可坚持适当的运动，比如散步、做操、打太极拳、跳舞等，每次 30 分钟以上，每周 5 次。但要注意避免剧烈运动。这里给大家推荐一套强肾操，对提升阳气、促进康复有帮助。

强肾操（做完后复原）

①两脚并列，与肩同宽，两眼目视前方，双臂自然下垂，两掌贴于裤缝，手指自然伸开。

②两脚跟同时提起，连续深呼吸 9 次。

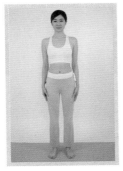

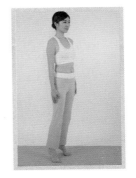

③脚跟落地，吸气，并缓慢下蹲，同时两手背前转，使虎口对着脚踝。

④手将要接近地面时，稍微用力抓握成拳状，深吸气。

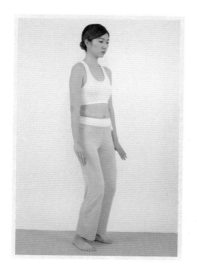

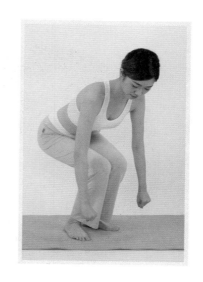

⑤憋气，身体逐渐直立，两手拳头逐渐握紧。

⑥呼气，保持身体立正，双臂外拧，拳心向前，两肘从两侧挤压肋部，同时身体和脚跟同时用力上提，并提肛、呼吸。

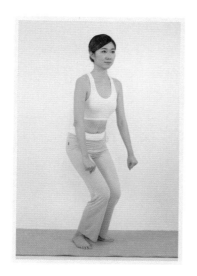

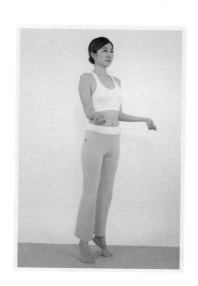

🔍 饮食调养

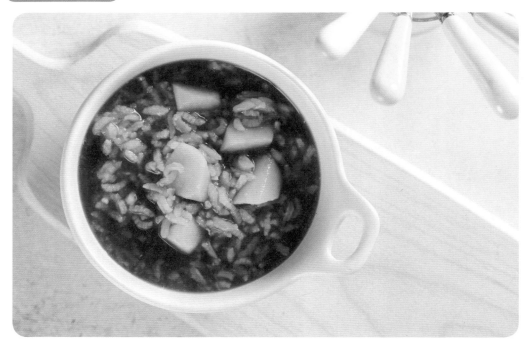

1. 水肿及高血压患者限制盐及高蛋白食物的摄入量，少饮水。

2. 肾功能正常，且无高血压、水肿的患者，可多饮水。

3. 增加热量和含氮食物摄入量，比如鸡蛋黄、牛奶、芝麻酱等。

4. 补充足量的维生素 C、维生素 A 及硒、钼等矿物质，提高免疫力。

5. 多吃补肾食物，如黑木耳、黑豆、香菇、山药、薏苡仁等。

6. 戒烟酒，忌食辛辣、高盐、高脂肪、腌制食物。

★ 推荐食谱 ★

黄芪党参山药粥

功效： 健脾补肾，益气养血。改善肾癌患者气血不足的症状，提高免疫力。

材料： 黄芪、党参各 10 克，鲜山药、大米各 50 克。

做法：

1. 将黄芪、党参洗净，放入锅中，熬煎取汁。

2. 将山药去皮、切块，大米淘洗干净，一起放入药汁中煮成粥即可。

排尿时尿明显变细，排便费力，要警惕前列腺癌

前列腺癌是指发生在男性前列腺的恶性肿瘤，是前列腺上皮细胞恶性增生所致，主要发生于 65 岁以上的老年男性，且发病率会随着年龄的增长而增长。但如果有前列腺癌家族史，则发病年龄要早一些。前列腺在膀胱下面、尿道底部、直肠前面，体积很小，位置隐蔽，所以早期前列腺癌通常没有明显症状。但是，前列腺癌是一种相对"善良"的癌症，只要发现及时，正确治疗，大部分都可以治愈。

🔍 报警信号

1. 排尿困难：尿道从前列腺中间穿过，当前列腺上长了肿瘤时，就会挤压尿道，患者就会出现一系列的排尿问题，比如尿明显变细，射程短，尿流缓慢或中断，尿排不尽，而且排尿时不得不花些力气。此外，还有尿频、尿急、夜尿增多以及大笑、咳嗽、打喷嚏时会漏尿等尿失禁症状。这些症状会随着病情的进展越来越严重。

2. 便秘：这是肿瘤压迫直肠所致，患者会感觉直肠有压迫感或疼痛，排便困难。

3. 精液减少：这是肿瘤压迫输精管所致，患者会出现勃起障碍，射精时精液较少。

4. 会阴疼痛：这是肿瘤压迫神经所致，患者会感觉会阴部疼痛，并可向骨盆、腿部放射。

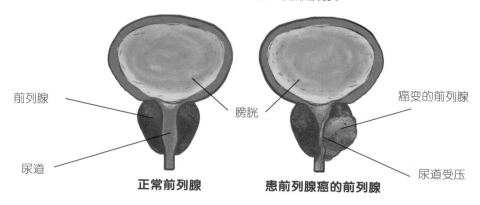

前列腺　　　　　　　膀胱　　　癌变的前列腺

尿道　　　尿道受压

正常前列腺　　　**患前列腺癌的前列腺**

就医检查

1. **就诊科室：** 泌尿外科、肿瘤科。

2. **检查项目：** 直肠指检、前列腺特异性抗原（PSA）检测、直肠 B 超、前列腺穿刺活检、CT、磁共振成像等。

治疗方法

西医疗法

治疗方法	适用情况
手术疗法	适用于早期的患者
激素疗法	是目前治疗前列腺癌的重要且有效手段，效果较好
化疗	适用于已经发生转移的或者对激素治疗反应性低的患者
放疗	通过使用高能量来杀死癌细胞，是治疗前列腺癌的有效手段
冷冻治疗	是通过冷冻组织来杀死癌细胞的治疗方式

家庭护理

1. 保持良好的生活习惯，注意休息，不要熬夜。

2. 注意术后伤口的护理，保持清洁干燥，可用纱布简单擦拭，切忌淋浴或盆浴。

3. 术后短期内禁止性生活。

4. 给予患者精神上的支持，消除患者紧张情绪，使患者保持乐观心态。

5. 定期复查，并注意监测病情，如果出现发热、疼痛加重、排尿困难或无法排尿、尿血等症状，要及时就医。

康复运动

1. 根据医生的建议恢复正常活动，不要久坐不动。

2. 术后可进行轻微活动，比如散步，避免进行剧烈运动或重体力活动，不要骑车、游泳。

3. 恢复期坚持锻炼，每天进行至少 30 分钟的有氧运动，可增强身体免疫力。

🔍 饮食调养

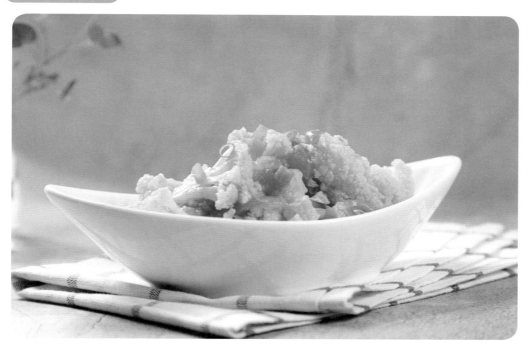

1. 饮食清淡，营养均衡，多吃新鲜蔬果、粗粮。

2. 适当吃禽类、鱼虾类等富含不饱和脂肪酸的食物。

3. 多饮水，多排尿，可避免泌尿系统感染；也可多喝些绿茶，有抗癌功效。

4. 戒烟酒，忌食辛辣刺激、油腻食物。

★ 推荐食谱 ★

番茄菜花

功效: 番茄中的番茄红素和菜花中的维生素C，对促进患者康复有益。

材料: 菜花200克，番茄100克，葱花、盐少许。

做法:

1. 菜花洗净，掰成小朵，焯水；番茄洗净，切块。

2. 油锅烧热，放入葱花爆香，再倒入番茄，煸炒几下放入菜花，炒熟后加盐调味即成。

一侧睾丸出现无痛肿物，有轻微坠胀感或觉钝痛，多是睾丸癌的表现

睾丸癌是指发生于睾丸的一类恶性肿瘤，绝大多数都是原发性的，继发性极为罕见。睾丸是男性的两个性腺，负责制造并储存精子，同时也是男性雄激素的主要来源。婴儿期、15~34岁、70岁以上，这三个年龄段是睾丸癌的高发期。

与其他癌症相比，睾丸癌的预后总体较好，早期患者治愈率可达95%以上。了解睾丸癌的报警信号，有助于及时发现、尽早治疗。

🔍 报警信号

1. 睾丸肿大：成年男性两侧睾丸的大小差异不超过2毫米。如果发现阴囊的一边比另一边大，摸起来明显感到不规则，就要警惕睾丸癌的可能。

2. 睾丸质地坚硬：正常的睾丸坚实富有弹性，表面光滑，如果用手触摸睾丸，质地很硬，缺乏正常的弹性，且按压时有痛感，则要警惕睾丸癌。

3. 阴囊坠胀感：睾丸肿块增大，对临近的阴囊产生压力，患者就会感觉阴囊有沉重下坠的感觉，甚至影响行走。

4. 乳房出现变化：睾丸癌可能会使身体分泌高水平的雌激素和孕激素，刺激乳房的生长和分泌物排出，所以，有些睾丸癌患者会出现乳房肥大、乳头和乳晕颜色变化、乳房有分泌物等异常情况。

5. 腹部或腹股沟肿块：多是由隐睾引起的。隐睾指男性在出生时睾丸位置发育异常，无法下降至正常阴囊位置，而停留在腹膜后、腹股沟管或阴囊入口处的现象。隐睾是最常见的危险因素，有隐睾的男性发生睾丸癌的概率是正常男性的10～14倍。

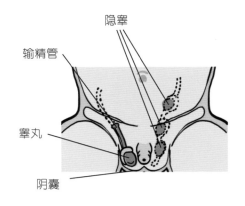

隐睾

输精管

睾丸

阴囊

🔍 就医检查

1. 就诊科室：泌尿外科、男科、肿瘤科等。

2. 检查项目：阴囊内容物触诊，腹部、胸部、淋巴结检查等；实验室检查，睾丸肿瘤标记物、人绒毛膜促性腺激素（HCG）及甲胎蛋白（AFP）浓度；B超、CT等影像学检查。

🔍 治疗方法

西医疗法

治疗方法	适用情况
手术治疗	是根治睾丸癌的首选方法，包括睾丸切除术和腹膜后淋巴结清扫术，后者尤其适用于对化疗和放疗不敏感的Ⅰ期和Ⅱ期胚胎瘤、畸胎瘤和混合性癌等
化疗	适用于精原细胞瘤、胚胎癌、绒毛膜上皮癌，及晚期或复发者
放疗	适用于精原细胞瘤的术后辅助治疗

🔍 家庭护理

1. 患者的房间要保持安静、清洁，要经常开窗通风，最好选择朝阳的房间，避免潮湿阴冷的环境。

2. 注意保暖，作息规律，避免过劳。

3. 避免挤压睾丸部位。

4. 家属要多关注患者，给予鼓励，帮助排解不良情绪，增强战胜疾病的信心。

5. 定期复查，平时注意观察小便的情况，有没有血尿或下腹部疼痛、不适等异常，如有，需及时就医检查。

🔍 康复运动

在术后恢复到一定时间后，可适当参加一些温和的运动或文体活动，如打太极拳、下棋、钓鱼等，参与正常的工作和学习，尽量融入到正常的生活中来。

🔍 饮食调养

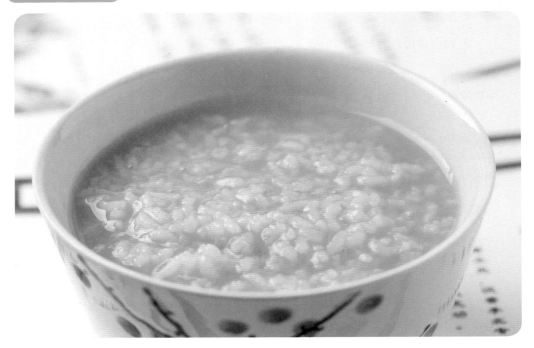

1. 术后肠蠕动恢复后，可由流质饮食逐步过渡到普通饮食。

2. 多摄入高热量、高蛋白、高维生素的食物，以补充营养，增强体质。

3. 多饮水，保持尿流通畅。

4. 戒烟限酒，避免辛辣刺激的食物。

★ 推荐食谱 ★

山药枸杞粥

功效：补益脾肾，益气补阴。

材料：干山药 30 克，枸杞子 10 克，炙甘草 6 克，大米 50 克。

做法：

1. 将山药、枸杞子、炙甘草共煎取汁。

2. 大米淘洗干净，放入药汁中，熬煮成粥即可。

性生活时阴道常常出血，要警惕宫颈癌

宫颈癌是指发生在子宫颈的恶性肿瘤，多是由于感染人乳头瘤病毒（HPV）所致。通常，宫颈癌的发生和发展会经历癌前病变、轻度、中度、重度几个阶段，最后才发展到早期浸润癌、浸润癌，这个过程可以跨越 5~10 年或更长时间。在此期间如果能及时发现并有效治疗的话，就能阻止宫颈癌的发生。所以，了解宫颈癌的早期信号很重要。

报警信号

1. **性生活时阴道出血**：这一症状医学上称之为"接触性出血"，正常情况下，子宫颈是光滑的，即使受到摩擦也不会出血，如果在性生活时经常发生出血，就需要提高警惕，尽快去医院检查。另外，还有部分患者表现为经期延长、经量增多等症状；如果是老年患者，经后阴道流血也应引起重视。

2. **白带异常**：正常的白带是白色糊状或蛋清样，清亮、无味、量少。如果白带量增多，液体为白色或血性，稀薄如水样或米泔状，或有腥臭味，就要及时就医检查。

专家提醒

性生活出血不一定就是宫颈癌导致的，有时性生活过于剧烈、阴道撕裂等也会导致出血，但这些创伤引起的出血只是一时的，不会每次都出血，而宫颈癌导致的接触性出血则会经常出现，大家要学会区分。

就医检查

1. **就诊科室**：妇科门诊、肿瘤专科。

2. **检查项目**：宫颈刮片细胞学及 HPV 检查、阴道镜检查、宫颈活检、阴道超声、腹部 CT 等。

治疗方法

西医疗法

治疗方法	适用情况
手术治疗	主要用于早期宫颈癌患者
化疗	常联合放疗起放疗增敏或协同作用，也用于晚期或复发转移的患者
放疗	适用于不适宜手术的早期患者和中晚期患者，宫颈大块病灶的术前放疗及手术后的辅助治疗
靶向与免疫治疗	主要用于复发晚期宫颈癌的治疗

中医理疗

　　术后接受盆腔淋巴结清扫的患者可能会出现下肢水肿，建议按摩阴陵泉、血海、足三里等穴，可健脾祛湿，缓解水肿症状。也可以多练习盘腿坐，使双膝外展，骨盆打开，有助于增强下肢的血液循环，缓解水肿。

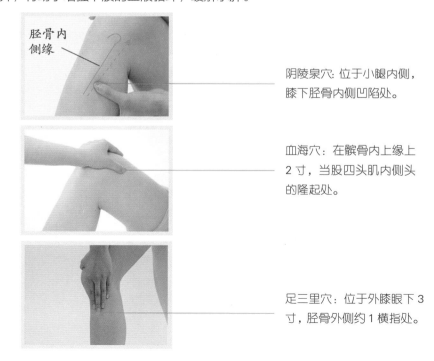

胫骨内侧缘

阴陵泉穴：位于小腿内侧，膝下胫骨内侧凹陷处。

血海穴：在髌骨内上缘上2寸，当股四头肌内侧头的隆起处。

足三里穴：位于外膝眼下3寸，胫骨外侧约1横指处。

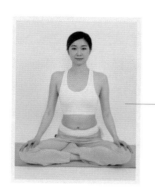

盘腿坐

宫颈癌放疗期间容易出现放射性膀胱炎、放射性直肠炎，可给予针刺治疗，但需由专业医师进行操作。

放化疗期间若出现白细胞减少，可艾灸中脘、气海、关元穴，每穴每次灸 30 分钟，可健脾补气，提高免疫力。

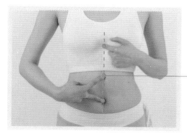

中脘穴：位于腹部前正中线上，当脐中上 4 寸。

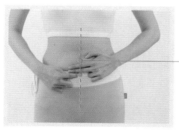

气海穴：位于人体下腹部正中线上，当脐下 1.5 寸处。

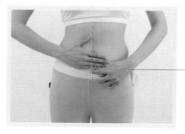

关元穴：位于下腹部，肚脐正下方 3 寸处。

家庭护理

1. 改变不良生活习惯，规律生活，劳逸结合，避免过度疲劳，尤其不要熬夜。

2. 长期卧床的患者，家属要协助其定期翻身，防止褥疮，并做好皮肤的清洁卫生。

3. 家属应陪伴、安慰患者，减轻患者的恐惧和精神压力，保持积极乐观的心态，增强信心。

4. 注意个人卫生，保持外阴清洁，勤换内衣内裤，并坚持治疗后的阴道冲洗，防止阴道粘连。

5. 出现下肢水肿的患者，尽量减少活动，白天尽量穿弹力袜，睡觉时垫高下肢，可促进下肢淋巴回流。

6. 锥切术术后1月内禁止性生活，其他类型手术术后3个月内禁止性生活、重体力劳动、盆浴。

7. 遵医嘱用药，定期复查，做好日常病情监测，如果有阴道流血、异常分泌物等症状，或者有不明原因的疼痛、咳嗽等症状，应及时就医。

康复运动

1. 术后尽早开始进行床上活动，如活动四肢、翻身等，以防止坠积性肺炎、肌肉萎缩等。

2. 身体情况允许时，尽早下床活动，帮助恢复机体功能，防止器官功能的衰退。

3. 出院后也要坚持适当的运动，比如游泳、打球、瑜伽等，循序渐进，从小的运动强度开始，逐渐达至中等运动程度即可，每周3~5次，每次30~60分钟，但要避免剧烈运动。

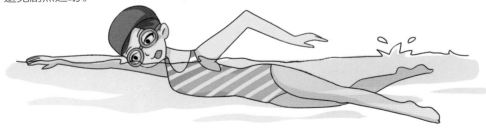

🔍 饮食调养

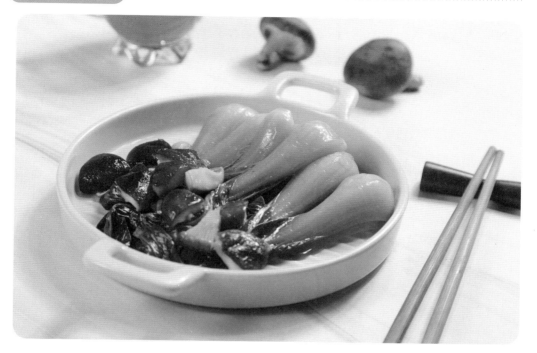

1. 术后禁食，术后 6 小时可吃流质饮食，根据患者恢复情况，逐渐改为吃半流食、软食、普通饮食，饮食宜清淡、易消化、营养丰富。

2. 多吃能够提高免疫功能的香菇、黑木耳、蘑菇、胡萝卜等。

3. 多吃各种新鲜的蔬菜、水果，补充维生素。

4. 注意饮食卫生，戒烟酒，忌食辛辣、腌制、煎炸食物。

★ 推荐食谱 ★

香菇油菜

功效： 补充营养，提高免疫力。

材料： 油菜 500 克，香菇 10 个，葱花、姜末、蒜末、水淀粉各适量，盐少许。

做法：

1. 香菇洗净，切块；油菜洗净，沥干水分。

2. 油锅烧热，爆香葱花、姜末，放入香菇块翻炒，再倒入油菜，快速翻炒，加蒜末。

3. 加盐炒匀，最后用水淀粉勾芡即可出锅。

阴道异常出血，浆性或血性分泌物，下腹部隐痛，可能是子宫内膜癌

　　子宫内膜癌就是发生在子宫内膜上皮的一种恶性肿瘤，多见于 50~69 岁围绝经期和绝经后的女性，发病率仅次于宫颈癌。子宫内膜癌主要是雌激素过度引起的，肥胖、糖尿病、月经初潮早或绝经晚、不孕不育和卵巢疾病等也都是诱发子宫内膜癌的高危因素。早发现、早治疗是提高生存率的重点。

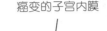

癌变的子宫内膜

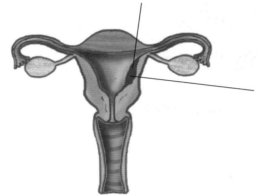

子宫内膜：子宫内壁的一层，对雌激素和孕激素都起反应，可随着月经周期发生显著变化。如果雌激素过度刺激子宫内膜，就有可能导致癌症的发生。

🔍 报警信号

　　1.阴道不规则出血：这是子宫内膜癌早期症状最主要的表现，一开始出血量不多，随着病情的进展，出血量会逐渐增多，年轻或围绝经期的女性常误认为是月经紊乱而忽视。绝经后女性多表现为停经 1 年以上又有阴道出血，呈持续或间断性。因此，建议年轻女性月经紊乱治疗无效者，绝经后出血的和围绝经期月经紊乱的女性，都应及时排查子宫内膜癌的可能。

　　2.白带异常：患者早期会出现白带量增多，表现为稀薄水样、浆液性的白色分泌物或少量血性白带。

　　3. 下腹痛：部分患者可出现不同程度的阵发性下腹疼痛，这是癌灶刺激子宫收缩所致。

🔍 就医检查

1. 就诊科室：妇科门诊、妇科肿瘤门诊。

2. 检查项目：B超、分段诊刮、宫腔镜、细胞学检查、磁共振成像、肿瘤标志物。

🔍 治疗方法

西医疗法

治疗方法	适用情况
手术治疗	是子宫内膜癌最主要的治疗方法，根据分期选择不同的术式
化疗	多用于浆液性、透明细胞癌等特殊类型的患者，复发患者或是具有复发高危因素的手术后患者，目前常联合放疗起放疗增敏作用
放疗	单纯放疗仅适用于 Ⅲ 期以上不宜手术者、年老体弱及有严重内科合并症不能耐受手术或禁忌手术者，目前放疗多合并化疗增敏，以提高治疗效果
激素治疗	适用于晚期或复发患者，保留生育能力的患者，保守性手术联合大剂量孕激素保留卵巢功能者，或是具有高危因素患者的术后辅助治疗

中医理疗

1. 术后下肢水肿的患者：可参照 92 页宫颈癌术后下肢水肿的缓解方法。

2. 放化疗会降低患者的免疫力：艾灸关元、足三里、中脘、大椎等穴，每周 2~3 次，每穴每次 20~30 分钟。

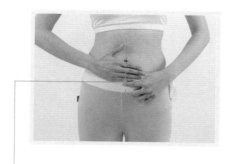

关元穴：位于下腹部，肚脐正下方 3 寸处。

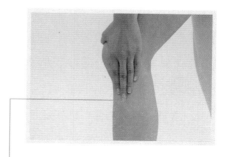

足三里穴：位于外膝眼下 3 寸，胫骨外侧约 1 横指处。

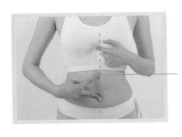

中脘穴：位于腹部前正中线上，当脐中上 4 寸。

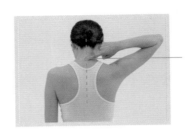

大椎穴：位于第 7 颈椎棘突下凹陷中。

🔍 家庭护理

1. 家属和患者都要保持积极乐观的心态，对战胜癌症、促进康复有帮助。

2. 注意伤口卫生，做好皮肤清洁，避免感染。

3. 注意个人卫生，保持外阴清洁，勤换内衣内裤。

4. 定时排便，预防便秘。

5. 多休息，规律生活，避免过度疲劳，尤其不要熬夜。

6. 睡前冲热水澡或用热水浸泡双下肢，睡觉时抬高双下肢，可促进下肢血液循环，缓解水肿。

7. 控制体重，避免体重过低或过高。

8. 定期复查，并密切监测病情，如出现异常阴道流血等症状要及时就医。

🔍 康复运动

1. 术后应尽早下床活动，以锻炼后身体感到发热、轻微出汗，无疲劳感，身心感到轻松、舒畅，食欲和睡眠良好为宜，不可参与过激、过猛的运动。

2. 术后出现下肢水肿的患者，运动需适当、适量，劳逸结合，比如散步、瑜伽等轻柔缓和的运动都是不错的选择，不要选择跑步、跳舞、打球等运动，以免加重水肿。

3. 康复后要长期坚持运动，每周 3~5 次，每次 30~60 分钟。

专家提醒

在锻炼过程中，要善于自我体察不良反应，当出现发热、出血、疼痛等症状时，应立即停止运动，就医检查。

🔍 饮食调养

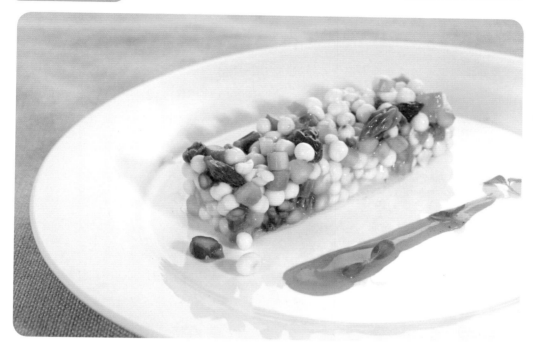

1. 饮食宜清淡、易消化、营养丰富。

2. 多吃各种新鲜的蔬菜、水果，补充维生素；肉类食物最好选择鱼、虾等水产及禽畜类瘦肉。

3. 减少脂肪摄入，限盐。

4. 戒烟酒，忌食辛辣、油腻、腌制食物及燥热的补品，如红枣、桂圆、鹿茸、人参、当归等。

5. 注意饮食卫生，避免吃剩菜剩饭，尽量保证食用的菜品新鲜。

★ 推荐食谱 ★

鲜芡实炒芦笋

功效：益肾，固精，抗癌。

材料：鲜芡实200克，鲜芦笋150克，盐3克，橄榄油8克。

做法：

1. 芦笋去老皮，切成小丁，与芡实一起用开水烫一下，沥干水分，待用。

2. 锅内倒入橄榄油，把鲜芡实和芦笋丁倒入，翻炒出香味，加入盐调味即可。

月经失调，是卵巢癌常用的伪装手段

卵巢癌就是指发生在卵巢的恶性肿瘤，任何年龄段的女性都有可能发病，以围绝经期和绝经后的女性多见。卵巢癌的临床发病率仅次于宫颈癌和子宫内膜癌，但因为卵巢癌早期没有明显的临床症状，在发现时大多已是晚期，所以死亡率是妇科肿瘤之首，对女性健康和生命的危害非常大。因此，早发现、早诊断、早治疗是有效防控卵巢癌的重要手段。

🔍 报警信号

1. 月经失调：卵巢的主要职责就是产生卵子和分泌激素，使子宫内膜发生周期性的变化，形成月经，所以，当卵巢出现问题后，月经也会受影响，比如月经的周期、颜色、经量、气味等出现异常，甚至闭经。因此必须提醒大家，当发生月经不调时，不一定是子宫的问题，也可能是卵巢的报警信号。

2. 下腹部不适：患者早期可能会经常感觉下腹部不适，但又说不清楚，或偶尔出现一侧下腹有坠疼感、膨胀感，一般无明显腹痛。

3. 胃肠不适：部分患者在早期可能会出现食欲不振、消化不良等消化道症状，并且持续2周以上，经胃肠治疗无效后，最好做个B超检查一下。

4. 体毛加重：卵巢出问题后，会影响雌激素的分泌，使雄激素分泌增多，因此部分患者可能会突然长了胡子，四肢上的汗毛也明显加重，此时应尽快就医检查。

专家提醒 大多数卵巢癌患者在早期通常没有任何症状，即使是晚期症状也不典型，所以，建议有家族史、携带有BRCA突变基因的、年龄大于40岁并已完成生育的女性，最好将卵巢和输卵管进行预防性切除，可以达到预防卵巢癌的效果。

🔍 就医检查

1. 就诊科室：妇科、妇瘤科。

2.**检查项目：** 妇科检查、B 超、腹腔镜、细胞学检查、CT、磁共振成像、PET-CT、肿瘤标志物检查等。

🔍 治疗方法

西医疗法

治疗方法	适用情况
手术治疗	是治疗卵巢癌最有效的方法，也是确定诊断、明确分期的必要手段
化疗	大多数卵巢癌对化疗敏感，可辅助手术治疗，延长生存期
靶向治疗	主要用于手术和化疗后的维持治疗

中医理疗

中医认为，卵巢癌多是寒湿、血瘀、肾虚等因素所致，根据病机，可艾灸中脘穴祛湿，艾灸关元、中极穴温阳补肾，每穴每次灸 15~20 分钟，对缓解病情有帮助。

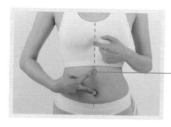

中脘穴：位于腹部前正中线上，当脐中上 4 寸。

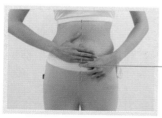

关元穴：位于下腹部，肚脐正下方 3 寸处。

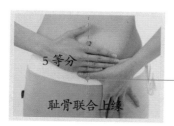

5 等分

耻骨联合上缘

中极穴：在下腹部，前正中线上，肚脐向下 4 寸。

🔍 家庭护理

1. 注意起居有时，养成良好的生活习惯，保证充足的睡眠，不能过劳。

2. 患者术后可能会出现如抑郁、焦虑等负面情绪，应学会适度减压，家属也应多陪伴，帮助患者树立战胜疾病的信心。

3. 化疗可能会导致口腔溃疡，需注意口腔卫生，常用0.9%生理盐水漱口。

4. 做好皮肤护理，穿柔软的衣物，避免皮肤感染。

5. 关注天气变化，随时增减衣服，尽量不到人多的场所，避免被细菌、病毒感染。

6. 卵巢癌易转移，一定要定期复查，并做好日常病情监测，如有腹痛、咳嗽、咯血、大便带血等情况，都应该及时就医检查。

🔍 康复运动

卵巢癌患者每天坚持进行适当的运动，有助于增强体质，对阻止癌肿的发展有一定的作用。

1. 身体情况差的患者可做些运动量小的活动，比如伸腰、梳头、扩胸、敲打四肢等，以感觉不累为宜。

坐着伸伸腰

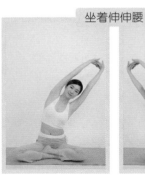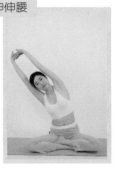

敲打四肢

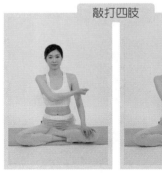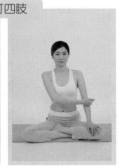

2. 身体恢复好的患者可逐渐增加运动量，如散步、慢跑、做保健操、练瑜伽、打太极拳等都可以，避免剧烈运动。

🔍 饮食调养

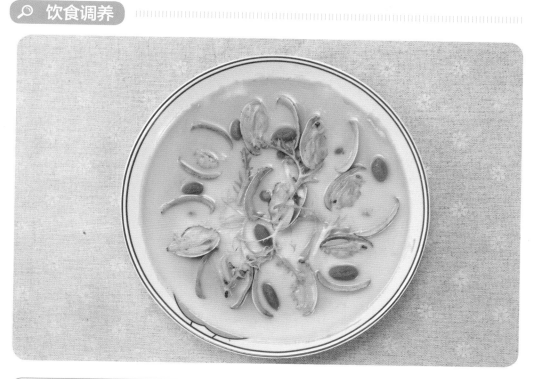

1. 饮食以清淡、易消化为主，规律三餐，保证营养丰富。

2. 多吃新鲜果蔬。

3. 增加蛋白质的摄入量，吃些鱼肉、乳制品、蛋类等。

4. 戒烟酒，忌食辛辣刺激、生冷、油腻、寒凉、过甜及易胀气的食物。

5. 吃些滋补肝肾的食物，如桑椹、黑芝麻、黑木耳等。

★ 推荐食谱 ★

青豆文蛤蒸蛋

功效： 补充营养，提高免疫力。

材料： 青豆 2 克，文蛤（蛤蜊）200 克，鸡蛋 3 个，香葱末、香油、蒸鱼豉油、盐各适量。

做法：

1. 青豆洗净，焯水；让文蛤吐净泥沙，焯水。

2. 鸡蛋打散，加盐、温开水、文蛤和青豆拌匀，上锅蒸 15 分钟取出。

3. 浇上蒸鱼豉油，淋上香油，撒上香葱末即可。

血尿，尿频，排尿困难，可能是膀胱癌的信号

膀胱癌是指发生在膀胱黏膜上的恶性肿瘤。膀胱位于盆腔内，是一个储尿器官，尿液在膀胱内停留时间最长，所以膀胱癌也是泌尿系统中最常见的。膀胱癌多发生于 50~70 岁的男性，对健康和生命的危害非常大，因此，了解其报警信号，早发现、早治疗至关重要。

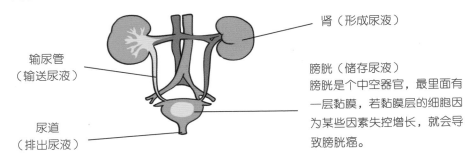

肾（形成尿液）

输尿管（输送尿液）

膀胱（储存尿液）
膀胱是个中空器官，最里面有一层黏膜，若黏膜层的细胞因为某些因素失控增长，就会导致膀胱癌。

尿道（排出尿液）

🔍 报警信号

1. 血尿：90% 以上的膀胱癌患者在早期会出现血尿，呈间歇性，无痛。有的患者在排尿全程出现肉眼可见的血尿，有的患者在排尿终末时出现血尿，血尿内可含有碎小血块或长条状的血块。血尿可仅出现 1 次，持续 1 天或数天，在相隔若干时间后再次出现，可自行减轻或停止，随着病情的发展，出现血尿的间隔期会越来越短。血尿的颜色常为淡红色或暗红色，呈洗肉水样、茶水样；血尿的多少与持续时间不定，有

时也可为镜下血尿，在患者健康体检时发现。不管是哪种情况，只要出现血尿，都要警惕泌尿系统肿瘤，尽早排查。

2. 膀胱刺激症状：10% 的膀胱癌患者早期虽然无明显的肉眼血尿，但却会出现膀胱刺激症状，表现为尿频、尿急、尿痛和排尿困难等。

3. 腰部酸痛不适、下肢水肿：如果肿瘤长在输尿管旁，可引起输尿管扩张和肾积水，患者就会感觉腰部又酸又痛，很不舒服，有些患者下肢会出现水肿。

🔍 就医检查

1.**就诊科室**：泌尿外科、肿瘤科。

2.**检查项目**：尿常规检查、尿脱落细胞学、尿肿瘤标志物、腹部和盆腔 B 超、膀胱镜、盆腔 CT、盆腔磁共振成像等。

🔍 治疗方法

西医疗法

治疗方法	适用情况
手术治疗	是治疗膀胱癌的主要方法，一般通过膀胱镜的电切或激光切除手术就可治疗
膀胱灌注治疗	适用于经尿道膀胱肿瘤电切术的患者，术后用膀胱灌注治疗可预防复发
化疗	适用于转移性膀胱癌患者
放疗	膀胱癌的辅助治疗方法

中医理疗 | 中医认为，膀胱癌多由肾气不足、水湿不化所致。因此，艾灸肾俞、膀胱俞、大肠俞、小肠俞等穴位，可起到健脾温肾、化气行水之功，对缓解病情很有帮助。

肾俞穴：在背部，第2腰椎棘突旁开1.5寸处，左右各一穴。

大肠俞穴：在腰部，当第4腰椎棘突下，旁开1.5寸，左右各一穴。

膀胱俞穴：在腰部，第2骶椎棘突下，旁开1.5寸，左右各一穴。

小肠俞穴：在腰部，第1骶椎棘突下，旁开1.5寸，左右各一穴。

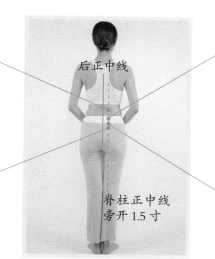

后正中线

脊柱正中线旁开1.5寸

🔍 家庭护理

1. 家属和患者都要保持乐观，树立战胜疾病的信心。

2. 接受尿流改道术的患者要注意造口的清洁与护理。

3. 多休息，规律生活，避免熬夜、久坐等不健康的生活方式。

4. 对于存在职业暴露的人员，或经常接触颜料、染发剂等物质的人群，需要做好防护措施，避免长期接触芳香族化合物。

5. 膀胱癌很容易复发，所以一定要遵医嘱用药，定期复查，如发现血尿、腰部疼痛等情况，及时就医。

🔍 康复运动

1. 术后 2~3 天可下床活动，以促进身体机能的恢复。

2. 恢复期可根据自己的身体情况及爱好进行适当锻炼，散步、瑜伽、太极拳等都可以，循序渐进，持之以恒，增强体质。但要注意避免剧烈运动或对抗性强的体育项目。

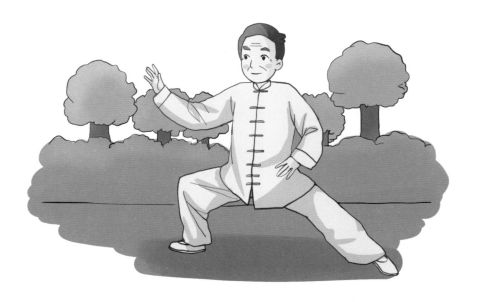

🔍 饮食调养

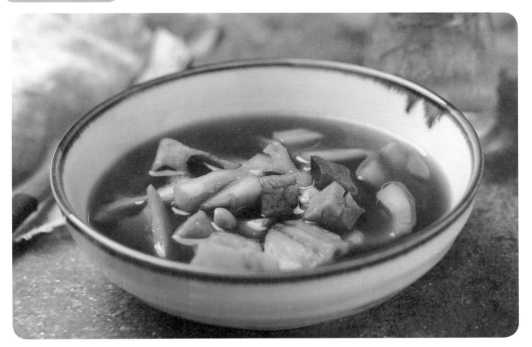

1. 饮食清淡，少吃高脂肪、辛辣、油炸食品。
2. 多吃新鲜蔬菜、水果和粗粮，补充各种维生素。
3. 戒烟限酒。
4. 多喝水，且要饮用安全的水，多排尿。
5. 避免马兜铃酸的摄入，如中药材中的广防己、青木香、天仙藤、马兜铃、寻骨风、朱砂莲等。

★ 推荐食谱 ★

扁豆苓术莲藕汤

功效： 健脾益气，祛湿利水。可有效改善膀胱癌患者下肢水肿的症状。

材料： 白扁豆 50 克，茯苓、白术各 20 克，莲藕 300 克，盐适量。

做法：

1. 白扁豆、茯苓、白术分别洗净；莲藕去皮，洗净，切块。
2. 上述材料一起放入锅中煲汤，加盐调味即可。

大便习惯改变，大便带血或变细，可能是结直肠癌的征兆

结直肠癌，是消化系统最常见的恶性肿瘤，不同部位发病率从高到低依次为直肠、乙状结肠、盲肠、升结肠、降结肠及横结肠。结直肠癌患者的年龄多在 45 岁以上，且男性比女性高发。此外，结直肠癌的发病还与遗传、生活方式、饮食习惯、大肠息肉或腺瘤等因素关系密切。随着医疗水平的提升，Ⅰ期结直肠癌患者的 5 年生存率能够达 90% 以上，因此，早发现、早诊断、早治疗是改善结直肠癌预后的有效措施。

🔍 报警信号

1. 排便习惯改变：这常常是结直肠癌最早出现的症状，患者会突然大便次数增多，但大便量却很少，或排出一些黏液，总感觉没有排尽，还想大便；也有患者是突然发生便秘，然后腹泻；还有的患者表现为大便开始时干燥，到了末端又变稀；或者是腹泻与便秘反复交替出现。

2. 大便形状改变：大便变形、变细，排便费劲，这也是结直肠癌早期容易出现的症状，是肿瘤变大堵塞肠道所致。

3. 大便带血：很多患者以此为首发症状，早期多在大便上附有新鲜血痕，随病情发展出血增多，可在大便后排出呈滴状的鲜血。大便带血常被误认为是痔疮，以至于耽误了早期诊治。

专家提醒 大便夹杂的血量少时，肉眼根本看不出来，所以，应定期体检，做大便隐血实验，一旦发现大便潜血，就要及时进行结肠镜筛查。

4. 腹部不适或疼痛：有些患者在早期会感觉持续性的腹部不适、气胀或腹部隐痛，有些患者则是在排便时腹部有疼痛感，都应引起注意。

5. 原因不明的贫血或体重减轻：有些患者会出现贫血、乏力等症状，体重也会无缘无故地迅速下降，半年内可下降 10% 以上。

🔍 就医检查

1. 就诊科室：普通外科、胃肠外科、结直肠外科。

2. 检查项目：直肠指检、大便隐血试验、肿瘤标志物、结肠镜、活体组织检查等。

专家提醒

如果你不想做或因自身条件无法进行结肠镜检查，可先做 CT 仿真结肠镜检查，如果检查结果异常，再接受进一步的诊断性结肠镜检查。

🔍 治疗方法

西医疗法

治疗方法	适用情况
手术治疗	是根治结直肠癌的首选方法，根据患者的病情选择适合的手术方案，早期患者通过手术可以根治
化疗	适用于术前未接受新辅助放射治疗的结直肠癌患者，术后需要进行辅助放射治疗者
放疗	辅助手术治疗，也适用于晚期结直肠癌患者、局部肿瘤浸润者、有外科禁忌证者的姑息治疗
靶向治疗	适用于中晚期患者术后辅助治疗，或者不能做手术的中晚期患者、复发或伴远处转移性结直肠癌患者

中医理疗

肠癌属中医学"肠覃""下痢"等范畴，多是由气、瘀、毒留滞在肠道内所致。借助一些中医理疗方法，对改善患者症状有帮助。

结直肠癌患者：可用中药方坐浴浸洗，可起到解毒消肿、清热燥湿的功效。

配方	苦参、五倍子、龙葵、败酱草、土茯苓、黄药子、漏芦各 30 克，马齿苋 40 克，黄柏 10 克，山豆根 20 克，枯矾 3 克，冰片少许（后下）
制法	上药一起煎水，过滤取汁
用法	于每次大便后坐浴外洗

腹痛、肠梗阻者可针刺百会、长强、大肠俞等穴位，对改善症状有帮助，但此法需由专业医生操作。

家庭护理

1. 家属要给患者营造舒适轻松的家庭氛围，让其能够静心调养。

2. 重视患者的精神状态，减轻患者的心理负担，鼓励其积极面对癌症，配合医生治疗。

3. 随天气变化及时添加衣物，避免受凉、感冒等。

4. 调整生活方式，规律作息，不熬夜，避免劳累。

5. 患者术后会产生不同程度的疼痛，家属可通过聊天、看电影、听音乐等方法分散其注意力。

6. 接受造口手术的患者及家属要学会造瘘口的护理：修剪造瘘袋大小时一定要与造口肠管相吻合；更换造瘘袋时，要注意观察周围皮肤有无发炎症状，如有，可用造口粉涂擦10~15分钟，等造口粉完全吸收后，将皮肤清理干净，再贴造瘘袋；定期扩张造瘘口，每周扩张2~3次，每次5~10分钟，以避免因造瘘口狭窄而出现肠梗阻。

7. 定期复查并做好病情监测，重点关注大便性状、排便习惯和体重变化，如有异常，及时就医。

康复运动

1. 术后2~3天，应尽早下床活动，可以促进肠蠕动，避免感染，利于恢复。

2. 出院后，要坚持锻炼，但要逐渐增加运动量，避免剧烈运动，术后1~3个月避免进行重体力劳动。

3. 平时避免久坐，每隔一小时站起来活动活动，根据恢复情况，可选择快步走、慢跑、跳舞等中等强度的有氧运动，能增强免疫力，避免癌症复发。

专家提醒

预防结直肠癌除了要调整饮食方式、多运动外，高危人群还需要进行定期筛查，可早期发现结直肠癌或癌前病变，起到早诊早治和预防的作用。具体筛查方法可参考162页。

🔍 饮食调养

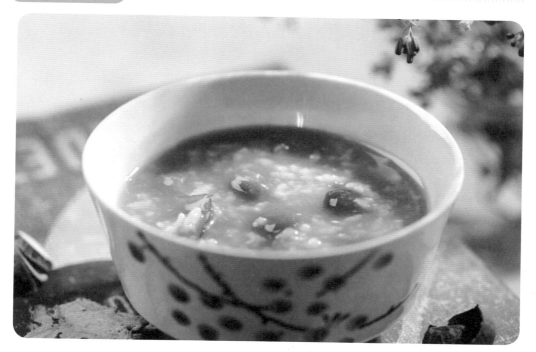

1. 术后禁食 3~5 天，但应提供足够的肠外或肠内营养支持。

2. 初期以易消化、少渣食物为主，如鸡蛋羹、碎肉末、肠内营养液等。

3. 康复期应多吃富含膳食纤维的新鲜蔬果，保持大便通畅。

4. 忌食高脂肪食物，可选择蛋类、鱼、虾、瘦肉等富含优质蛋白质的食物。

5. 戒烟酒，忌食辛辣、冷硬、油腻食物。

★ 推荐食谱 ★

当归红枣桂圆粥

功效： 益气补血，改善患者术后气血虚弱，增强免疫力。

材料： 当归、甘草各 10 克，红枣、桂圆各 5 枚，大米 50 克。

做法：

1. 将当归、甘草放入锅中，水煎取汁。

2. 将红枣、桂圆、大米分别洗净，一起放入药汁中煮成粥即可。

发热超过 2 周，反复感染，鼻涕带血，脸色苍白，可能是白血病的早期表现

　　白血病，俗称"血癌"，是一类发生在造血系统的恶性肿瘤，主要是人体血液中的白细胞失去控制、大量增殖克隆导致的，多出现于骨髓、肝、脾、淋巴结及周围血液。白细胞增多，正常血细胞数就会减少，由此便会引发一系列的病症。

　　临床上，白血病有急性和慢性之分，临床表现不一，但不论是哪种类型的白血病，都非常凶险，不及时治疗的话，都会危及生命。因此，希望大家都能了解白血病的早期信号，越早发现，越早治疗，预后和治疗效果就越好。

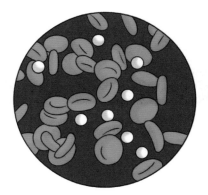
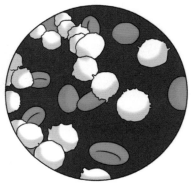

正常人的血细胞　　　　　　　　白血病患者的血细胞

🔍 报警信号

　　1. 贫血：白血病患者早期可出现贫血，主要表现为脸色苍白、虚弱、无力、多汗，并且有气促、心跳加快的现象，如果排除是失血过多或营养缺乏导致的贫血，就需要考虑白血病。

　　2. 发热：如果患者出现反复、不规则的发热，同时伴有鼻塞、流涕、咳嗽等类似"感冒"的症状，有时会伴有感染，以咽峡炎、口腔炎、肛周感染最常见，经过抗炎治疗仍不能控制感染和发热，

就要警惕白血病的可能性。

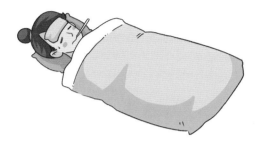

3. 淋巴结肿大： 浅表的淋巴结会出现不明原因的无痛性肿大，以颌下、颈部、锁骨区域、腋窝及腹股沟处多见，也是白血病的早期症状。

4. 出血： 患者可出现各部位的出血症状，如皮肤上出现出血点或瘀斑、鼻出血、牙龈出血、月经过多或拔牙后出血难止等。

5. 骨痛： 急性白血病的患者可有胸骨痛的症状，主要在胸骨中下段，用手按压或者叩击时疼痛更明显。此外，也可为四肢骨、关节、骨盆或背部弥漫性疼痛，这种疼痛呈持续性，止痛药物效果不佳。

此外，不明原因的头痛、恶心、视力模糊、昏迷、大小便失禁、皮肤增生或结节、口腔牙龈增生或包块、突眼、睾丸肿大等，都有可能是白血病的早期报警信号。

专家提醒 对于这些早期表现和容易出现的误诊、漏诊情况，一定要引起重视，及时去医院就医检查，以便确诊或排除白血病。

🔍 就医检查

1. 就诊科室： 血液内科。

2. 检查项目： 血常规、血液生化检查、骨髓穿刺活检、细胞化学染色、免疫分型检查、染色体核型和分子生物学检查等。

🔍 治疗方法

白血病患者一经确诊，应立即开始治疗。但由于白血病分型和预后分层复杂，因此没有统一的治疗方法，需要结合细致的分型和预后分层，根据患者的年龄、治疗意愿、经济能力等制订治疗方案。

西医疗法

治疗方法	适用情况
药物治疗	是白血病治疗的基础，控制感染、出血，纠正贫血，加强营养，提高免疫力
手术治疗	造血干细胞移植是目前急性髓系白血病和急性淋巴细胞白血病的唯一可能治愈方法
化疗	治疗急性白血病的主要方法，可迅速清除患者体内的大量白血病细胞
放疗	可用于中枢神经系统白血病的防治，慢性白血病患者化疗效果不理想时，可采用放疗来缓解症状

🔍 家庭护理

1. 患者一定要多休息，保持生活规律，睡眠充足，不熬夜。

2. 注意口腔的清洁卫生，用软毛刷刷牙，避免造成牙龈出血；如果血小板低，则不要刷牙，改用漱口水漱口。

3. 定时排便，防止便秘；每次大便后用温水清洗肛周，或用 1:5000 高锰酸钾溶液坐浴，避免肛周感染。

4. 注意保暖，出门戴口罩，口罩要勤换，避免接触呼吸道感染患者，更不要去人多或封闭的公共场所。

5. 勤换内衣，衣被要勤晒。

6. 家居环境清洁卫生，经常开窗通风，保持室内空气清新。

7. 鼓励患者增强战胜疾病的信心，避免一切情绪上的刺激。

8. 遵医嘱定期复查，监测病情变化，比如有无发热、出血症状，大小便有无异常等，如有不适，随时就诊。

🔍 康复运动

1. 急性期患者可在室内进行适度活动，尽量减少户外活动，防止感染。

2. 缓解期患者可适当到户外活动，但要避免劳累，避免受寒。

🔍 饮食调养

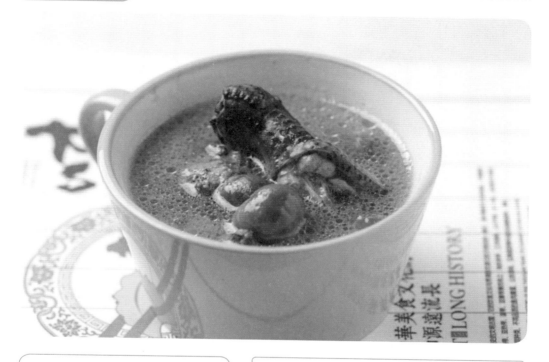

1. 饮食易消化，保证高热量、高蛋白、高维生素。

2. 多吃新鲜的蔬菜、水果。

3. 戒烟酒，忌食肥甘厚味、生冷、坚硬、辛辣、油炸、腌熏烤的食物。

4. 注意饮食卫生、餐具消毒。

5. 缓解期可通过药膳疗法补益脾肾，如党参、黄芪、山药、当归、莲子、乌鸡、羊肉等。

★ 推荐食谱 ★

栗子乌鸡汤

功效：滋养肝肾，养血益精。

材料：栗肉 10 颗，乌鸡 1 只，盐、姜片适量。

做法：

1. 乌鸡处理干净，剁成块，焯水。

2. 将除盐以外的所有材料一起倒入砂锅内，加水炖煮 2 小时，最后加盐调味即可。

局部肤色改变，黑斑，或有湿疹样隆起、溃疡，可能是皮肤癌

皮肤癌是指发生于人体皮肤表面上的恶性肿瘤，可发生于身体的任何部位，但大多发生在面部、头部、颈部、肢端皮肤。发病原因可能与日常曝晒、紫外线照射、化学致癌物质的刺激、放射线和电离辐射、慢性刺激与炎症等因素有关。

皮肤癌的类型主要有鳞状细胞癌、基底细胞癌和黑色素瘤（在下一节中单独介绍），前两者的发病率远高于黑色素瘤。大多数患者如果发现得很早，并能及时科学治疗，预后较好。可如果不及时治疗，癌症扩散以后，治愈就相当困难了。所以，大家有必要了解一下皮肤癌的报警信号，尽量做到早发现、早治疗。

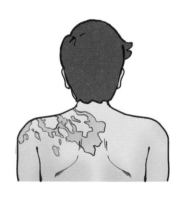
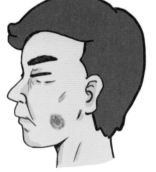
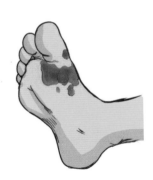

鳞状细胞癌   **基底细胞癌**   **黑色素瘤**

🔍 报警信号

1. 局部肤色改变： 大多数患者局部皮肤会出现棕、黑、红、白或蓝混杂不匀等颜色变化，边缘上常参差不齐，呈锯齿状改变。

2. 皮肤表面出现湿疹样变化：局部皮肤不光滑、粗糙，红斑状或出现类似于湿疹的隆起区域，常伴有鳞形或片状脱屑；有时有渗液或渗血，周围皮肤可出现水肿或变白色、灰色等。女性患者如果在乳房周围出现了上述这样的湿疹变化，并有乳头渗液，就要考虑到是早期皮肤癌的表现。

3. 久治不愈的皮肤溃疡：局部皮肤形成溃疡，久治不愈，时好时坏，有时一擦就出血。

4. 疤痕发生变化：红色的皮肤疤痕长期不消退，且伴有表面轻度糜烂；受过射线照射的皮肤或疤痕出现结节或溃破，这些都是早期皮肤癌的表现。

就医检查

1. **就诊科室**：皮肤科、骨与软组织肿瘤科。

2. **检查项目**：视诊、触诊、皮肤镜、皮肤 B 超、CT、病理活检等。

治疗方法

西医疗法

治疗方法	适用情况
物理疗法	应用电凝、电灼、冷冻、光动力疗法或激光来烧灼癌瘤，使之坏死脱落或气化，适用于癌前病变和浅表性皮肤癌
手术疗法	采用外科手术将肿瘤全部切除，适用于各期皮肤癌
放射疗法	单独治疗或作为手术前后的辅助治疗，基底细胞癌对放射线十分敏感，鳞癌对其中度敏感；也适用于已有或可能有淋巴转移的部位
化学疗法	全身性辅助治疗，可用于低危险性、表浅型基底细胞癌和低危险性的原位鳞状细胞癌；也适用于禁忌或不可进行外科手术及放疗的晚期皮肤癌患者
腐蚀疗法	应用有效浓缩的腐蚀性较强的化学药物进行局部烧灼或涂抹，适用于不能耐受手术或低危型的皮肤癌患者

中医理疗 皮肤癌属中医学的"翻花疮""石疽""恶疮"等范畴，多因外有火毒、内有痰浊、气滞血瘀等因素所致。这里给大家推荐几种皮肤癌的外敷方，但具体应用时需咨询专业的中医医生。

活血消肿方：樟丹 30 克，乳香 10 克，共研细末，用麻油调制成糊状，涂敷于癌肿患处，每日 1 次。本方为沈阳医学院方，可活血消肿，适用于皮肤癌。

利水消肿方：麻油、小鲫鱼各 500 克，黄蜡适量。将麻油煮沸，放入收拾干净的小鲫鱼，熬至鱼烂脱骨后，过滤去渣取汁，加入黄蜡，待其熔化后关火晾凉即成软膏。每次取适量软膏，涂在纱布上，贴敷于患处，每日更换 1 次。本方源于《常见肿瘤的良方妙法》，可利水消肿，适用于皮肤癌。

解毒燥湿方：密陀僧、炉甘石各 60 克，上梅片 15 克，猪板油 25 克。将药共研细末，与猪板油捣匀，捶成软膏，外敷患处，每日换药 1 次。本方源于《常见痛症中医治疗》，可解毒、燥湿敛疮，适用于皮肤癌。

家庭护理

1. 做好防晒工作，避免紫外线照射。

2. 保持皮肤的清洁卫生，用温水洗漱，出汗后及时擦干，避免刺激和感染。

3. 贴身衣服以棉质、柔软、宽松为宜，尽量减少对皮肤的刺激。

4. 皮肤干燥、瘙痒时，可遵医嘱使用冰片、滑石粉、痱子粉等。

5. 远离放射线、电离辐射，避免沥青、焦油衍化物、苯并芘等化学致癌物质的刺激。

6. 如果发生了与皮肤相关的疾病，比如慢性溃疡、瘘管、红斑狼疮、射线皮炎等，要及时彻底地治疗。

7. 保持愉快的心情，有助于病情的稳定和康复。

8. 避免使用免疫抑制药物。

9. 定期复查。

康复运动

1. 术后尽早下床活动。

2. 恢复期可根据自身情况逐渐增加运动量，增强体质，提高免疫力。

🔍 饮食调养

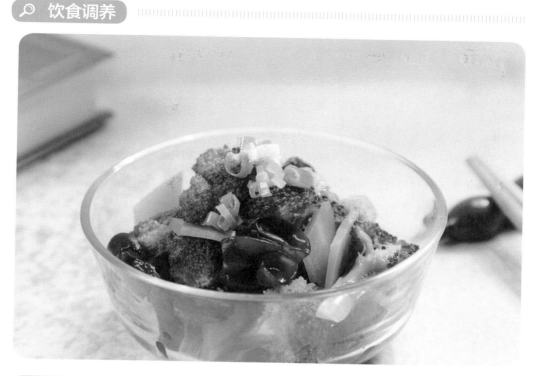

1. 饮食宜多样化、清淡、易消化，粗细搭配，保证营养丰富。

2. 多吃富含维生素 C 的食物，如各种新鲜蔬菜、水果，可降低皮肤疾病的发生率。

3. 化疗期间食欲不振、呕吐的患者宜给予流质、半流质、高热量的食物。

4. 忌辛辣、刺激性食物，少吃腌制、熏烤、煎炸、过咸的食物。

★ 推荐食谱 ★

凉拌西蓝花

功效：补充维生素 C，增强身体免疫力。

材料：西蓝花 300 克，胡萝卜片、水发黑木耳、葱花、植物油、盐各少许。

做法：

1. 西蓝花洗净，掰成小朵，焯水；胡萝卜片、水发黑木耳分别焯水。

2. 锅内放油，爆香葱花成葱油。

3. 将葱油淋在菜上，加盐调味，拌匀即可。

原有色素痣突然不明原因快速增大，形状或颜色发生改变，警惕黑色素瘤

黑色素瘤，是由黑色素细胞恶变而来的肿瘤，属于皮肤癌的一种，但发生部位不仅限于皮肤（我国人群好发于足底、足趾、手指末端和甲下等肢端皮肤），也可发生在黏膜，比如内脏黏膜、眼葡萄膜、软脑膜以及口腔、鼻腔、消化道黏膜等。黑色素瘤恶性程度高，但早期患者预后效果好，5 年生存率可以达到 98%。因此，恶性黑色素瘤的早期诊断和治疗极其重要。

🔍 报警信号

早期黑色素瘤患者可能会出现原有痣突然不明原因快速增大、隆起，形状或颜色改变，或者在原来无色素痣的部位突发新生的黑褐色斑片或斑块，一般无明显疼痛或瘙痒等症状。判断方法可总结为以下五点。

1. **不对称**：色素斑的一半与另一半看起来不对称。

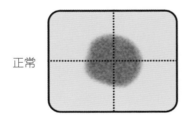
正常

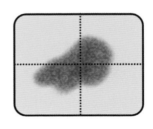
癌变

2. **边缘不规则**：黑色素瘤的边缘不规则，或有切迹、锯齿等，而正常色素痣边缘呈规则的圆形或椭圆形。

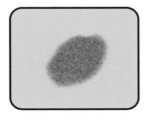
正常

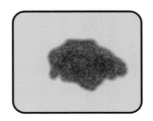
癌变

3. **颜色改变：**正常色素痣通常为单色，而黑色素瘤色素沉着不规则，在一颗痣上可能会出现褐、棕、棕黑等多种颜色。

正常 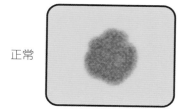 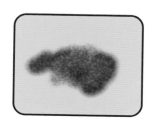 癌变

4. **直径：**通常黑色素瘤直径 >5 毫米，如果色素痣直径 >1 厘米，最好做活检评估。

正常 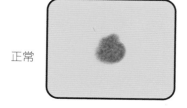 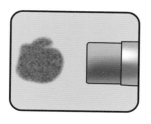 癌变

5. **隆起：**黑色素瘤的整个瘤体会轻微隆起，或出现瘙痒、按压疼痛、破溃、出血等。

正常 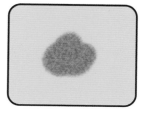 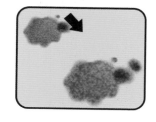 癌变

 专家提醒

如果黑色素瘤长在眼睛里，可出现飞蚊症（即眼前有尘埃闪烁的感觉）、瞳孔形状改变、视力模糊、视野缺损等症状；如果长在鼻咽部，可表现为鼻塞、头痛、鼻出血等；如果长在胃肠道，则会出现血便、黑便、消化不良或肠梗阻等症状。

就医检查

1. 就诊科室：皮肤科或黑色素瘤科。

2. 检查项目：体格检查、皮肤镜、病理组织活检、免疫组织化学检测，确诊后可通过 B 超、CT、骨扫描等判断有无远处转移和肿瘤分期。

治疗方法

西医疗法

治疗方法	适用情况
手术治疗	是根治黑色素瘤的主要方法，大部分早期患者通过手术可以治愈
放疗	适用于不能耐受手术或手术后不理想但无法接受二次手术的患者，以及发生脑、骨转移的患者
以内科为主的全身治疗	适用于不能手术切除的 Ⅲ 或Ⅳ 期黑色素瘤患者
靶向治疗	仅有维莫非尼，适用于晚期 BRAF-V600E 突变的黑色素瘤患者
对症支持治疗	适用于晚期黑色素瘤患者

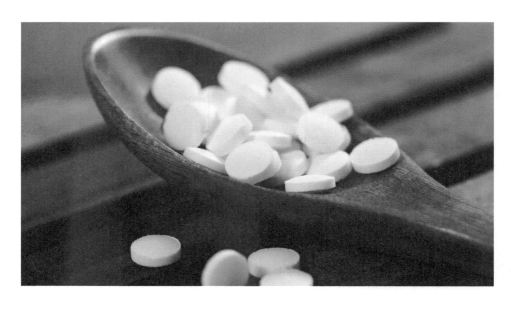

🔍 家庭护理

1. 长期卧床者，家属要定期给患者翻身、按摩，防止血栓或下肢肌肉萎缩。

2. 做好伤口部位的清洁护理，做好皮肤的清洁卫生，用温水洗澡，保持皮肤干燥，以免发生感染。

3. 穿棉质、柔软的内衣，以减少对皮肤的刺激。

4. 在接受干扰素治疗期间，不能够接种任何疫苗。

5. 保持良好心态，改善或消除焦虑等心理，尽早恢复正常的社会生活。

6. 做好防晒，全年都要涂防晒霜，尤其在夏季，尽量避免在早上10点到下午4点之间出门，出门时戴遮阳镜、打遮阳伞或戴遮阳帽、穿长袖衣裤。

7. 遵医嘱用药，定期复查，并注意对皮肤自查，观察是否有新的斑块出现或原有痣、胎记等是否发生变化，如有异常，及时就医。

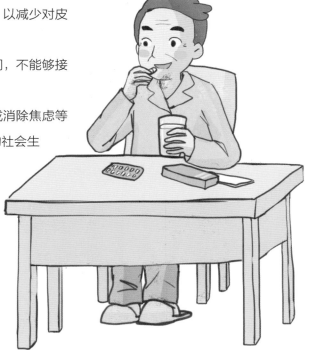

🔍 康复运动

1. 患者术后应尽早下床活动，有助于患肢功能恢复，减轻水肿。

2. 恢复期可根据自身情况，坚持适当的锻炼，循序渐进地增强运动量，达到中等强度即可，避免过度运动，可增强体质，提高免疫力。

🔍 饮食调养

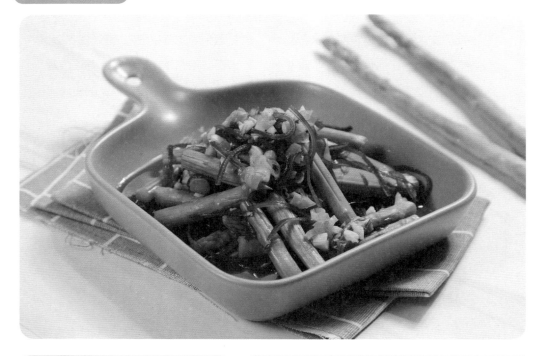

1. 饮食宜清淡、易消化，应粗细
   搭配，保证营养均衡。

2. 多吃新鲜蔬果，补充维生素。

3. 多吃富含优质蛋白质的食物，
   如蛋类、牛奶、瘦肉、鱼虾。

4. 多吃些有助于抗癌的食物，如
   芦笋、蘑菇、黑木耳、海带、
   海藻等。

5. 忌食肥腻、辛辣刺激、变质、
   易过敏食物，少吃腌制、熏烤、
   煎炸、过咸的食物。

★ 推荐食谱 ★

芦笋拌海带

功效： 补充营养，抗癌。

材料： 嫩芦笋 200 克，海带 150 克，蒜泥、
葱花、盐、酱油、白醋各适量。

做法：

1. 芦笋洗净切段，海带洗净切条，分别焯水。

2. 芦笋、海带放在碗中，加入盐、酱油、白醋、
   葱花、蒜泥拌匀即成。

什么人易患癌？你是"癌症候选人"吗

癌症的发生是由综合因素引起的，所以从理论上讲，人人都可能患上癌症。

但是，基于一些致癌因素的影响，比如遗传、年龄、不良饮食习惯、精神压力、生活方式、环境污染等，使得一些人患癌症的可能性更大。这类人群就是癌症的高发人群，应及早防范。

☆癌症自测法
☆饮食小百科
☆读者交流圈
☆健康大讲堂

微信扫码

有癌症家族史和遗传性疾病的人群

大量研究证实，癌症具有一定的遗传倾向，如果一级亲属有人患癌的话，那自己患癌的风险要高于一般人群。这主要源于以下三个方面。

1. 癌症的遗传基因：比如乳腺癌和卵巢癌，有些患者的发病原因就是从母亲处遗传了 BRCA 基因，发生突变所致；还有大多发生在儿童期的视网膜母细胞瘤，也是由于从父母处遗传到的一个 Rb 抑癌基因丧失了功能，如果另一个正常基因再发生突变的话，就可能会发生肿瘤。

2. 癌症易感性的遗传：在相同条件下，这部分人比一般人更容易患癌，比如着色性干皮病患者，因为遗传，体内缺乏某种 DNA 修复酶，如果过度被紫外线照射，就容易发生皮肤癌。

3. 与癌症有关的遗传性疾病：据统计，与癌症发病有关的遗传疾病达 200 多种，比如结肠多发性息肉属于先天性遗传病，如果父母一方患此病，那其子女有可能得病，而此病极易发展成结肠癌。

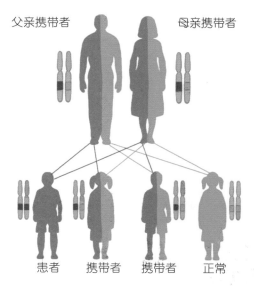

■ 患者
■ 正常
■ 携带者

各种致癌因子可以引起染色体畸变，有时会遗传给后代，使其下一代具有患癌的可能性。

父亲携带者　　　　母亲携带者

患者　　携带者　　携带者　　正常

有癌症家族史的人虽然患癌的概率比较高，但也不必恐慌，如能早期发现，采取预防措施，就可以延缓甚至防止癌症的发生。

老年人及与癌症有关的慢性病人群

年龄是癌症发病的重要危险因素之一，大多数癌症的发病率都会随着年龄的增加而增长，这是因为，老年人代谢失调会让体内环境发生改变，使免疫力降低，无法抵抗细胞的突变和恶性繁殖，癌症也就发生了。所以，60 岁以上的老年人癌症发病率最高，80 岁达到高峰。目前，我国已进入人口老龄化社会，且老龄化呈加速发展态势，癌症的发病率会越来越高。因此，建议中老年人定期体检，并进行防癌筛查。

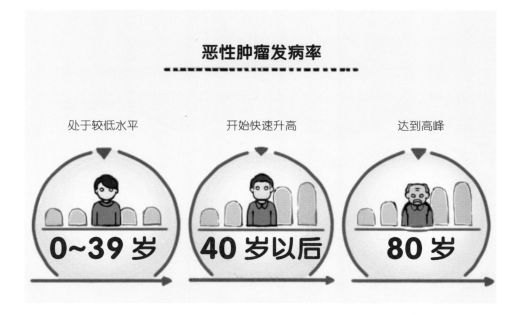

此外，有些慢性疾病与癌症的关系密切，比如胃病（慢性萎缩性胃炎、长期不愈合的胃溃疡）、口腔白斑、慢性活动性乙型肝炎、肝硬化、膀胱结石、胆结石、结肠息肉、女性外阴白斑、着色性干皮病等疾病，如果不及时治疗，都会诱发相关的癌症。因此，有这些慢性疾病的人群，就属于相关癌症的高发人群，他们应足够重视，定期检查，积极治疗。

吸烟和长期酗酒的人群

吸烟是引发癌症的重要危险因素之一，香烟的烟雾中含有60多种致癌物质，从口经过喉咙、气管、支气管、肺泡，进入血液里，日积月累，就极有可能导致肺癌。即使你不吸烟，但经常处于吸烟的环境，被动吸二手烟，这对身体的危害比一手烟还要严重。除了肺癌，吸烟还与鼻咽癌、口腔癌、喉癌、食管癌、胃癌、膀胱癌、肾癌、胰腺癌等多种癌症有关。所以，长期吸烟或被动吸二手烟的人都是癌症的高危人群。

任何品种的酒，主要成分都是酒精。酒精进入人体后，除很小一部分通过呼吸、汗液、尿液排出体外，绝大部分（约95%）是需要在肝脏内分解、代谢的。

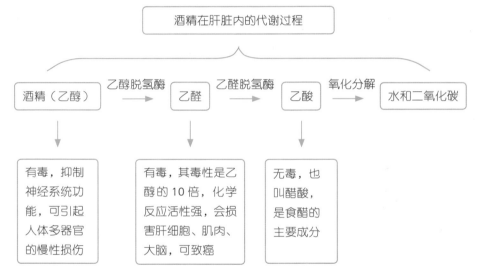

但是，肝脏的代谢能力是有限的，如果长期过度饮酒，摄入的酒精量超过肝脏的代谢能力，乙醛就会堆积在肝脏内，引发酒精性脂肪肝、酒精性肝炎、酒精性肝纤维化、酒精性肝硬化、肝癌等一系列肝脏疾病。

同时，酒精还是致癌物溶剂，能溶解、活化致癌物，促进致癌物质的吸收，促使细胞突变，诱发口腔癌、喉癌、乳腺癌、胃癌、结肠癌等多种癌症。因此，凡是长期酗酒的人，都是癌症的高发人群。

饮食习惯不健康的人群

在生活方式中，饮食与癌症的关系最为密切，大约有 1/3 的癌症与饮食习惯不健康有关。凡是有以下不健康饮食习惯的人，都是癌症的高发人群。

高盐饮食 →	损害胃黏膜 →	胃癌
过烫饮食 →	损伤口腔及食管黏膜 →	口腔癌、食管癌、胃贲门癌
高糖饮食 →	损伤胰岛功能 →	胰腺癌、乳腺癌
高脂饮食 →	脂肪摄入过多 →	乳腺癌、结直肠癌、胰腺癌
常食腌制食物 →	含有大量的硝酸盐，与食物中的胺结合成亚硝胺，具有极强的致癌性 →	胃癌、结直肠癌、胰腺癌等消化系统癌症
常食熏制食物 →	在制作中会产生大量的多环芳烃类物质，如强致癌物苯并芘 →	肺癌、肝癌、结直肠癌、胃癌等多种癌症
霉变的花生、玉米、大米、高粱等食物 →	产生具有极强致癌作用的黄曲霉毒素 →	肝癌
过食辛辣、刺激食物 →	刺激、损伤消化道黏膜 →	胃癌、结直肠癌、喉癌、食管癌等
喜欢嚼槟榔 →	含有大量有毒且致癌物质，损伤口腔黏膜 →	口腔癌

运动过少的人群

生命在于运动。运动可以畅达气血，增强代谢，排除浊气，是提高免疫力、维持身心健康的最好方法。如果运动过少或久坐不动，患癌的概率就会大大增加。

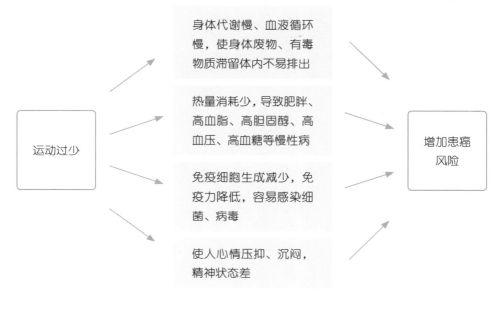

运动过少 →

- 身体代谢慢、血液循环慢，使身体废物、有毒物质滞留体内不易排出
- 热量消耗少，导致肥胖、高血脂、高胆固醇、高血压、高血糖等慢性病
- 免疫细胞生成减少，免疫力降低，容易感染细菌、病毒
- 使人心情压抑、沉闷，精神状态差

→ 增加患癌风险

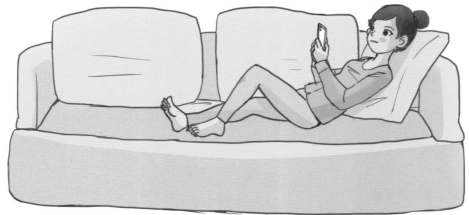

长期熬夜、压力大的人群

现在很多人把熬夜当成了习惯，一般 12 点之前都不会睡觉。他们有的是为了工作，有的则是为了玩乐，但不管是哪种情况，长期熬夜都会增加癌症发病的风险。

影响内分泌系统

长期熬夜会影响人体的内分泌系统，抑制褪黑素的分泌。而褪黑素能够减弱氧化物对 DNA 造成的损害，保护免疫系统；同时，它还能抑制雌激素的产生，而雌激素紊乱正是乳腺癌、卵巢癌等癌症的致病因素之一。

打乱人体的生物钟

人体内部都有一个生物钟，以适应地球自转和昼夜变换，而熬夜会打乱人体的生物钟，不仅短期内会不舒服，时间长了还可能会患上各种慢性病，比如肥胖、糖尿病、高血压等，人体免疫力也会随之降低。因此，熬夜是致癌的重要因素。

精神因素与多种癌症的发生也都有着十分密切的关系，比如食管癌、乳腺癌、卵巢癌、肝癌、胃癌、甲状腺癌、肺癌等。过大的精神压力和不良情绪，往往会成为体内癌细胞的活化剂。

精神压力过大，长期抑郁、暴躁等 ▶ 致中枢系统、内分泌系统功能紊乱，免疫系统功能降低，失去对癌变细胞的监视和识别能力 癌变细胞就会迅速分裂、增殖 ▶ 癌症发生

受到某些病毒、细菌感染或长期接触致癌物质的人群

有些病菌是导致癌症的罪魁祸首，比如：

人类疱疹病毒4型（EB）病毒可导致鼻咽癌，人乳头瘤样病毒（HPV）可导致口腔癌、喉癌、食管癌、宫颈癌等。

艾滋病病毒（HIV）、疱疹病毒（HSV-2）感染可导致宫颈癌。

幽门螺杆菌感染可导致胃癌。

乙型肝炎病毒(HBV)或慢性丙型肝炎病毒(HCV)感染可导致肝癌，等等。

凡是有这些病毒或细菌感染史者，都属于癌症的高危人群，需要定期进行相关癌症的筛查。

专家提醒

艾滋病病毒主要存在于传染源的体液中，如血液、精液、阴道分泌物、脑脊液、胸腹水、羊水和乳汁等，通过性接触、血液及血制品、母婴传播。它专门攻击人体的免疫系统，使人体免疫细胞功能缺陷，逐渐丧失抵抗各种疾病的能力，最终使人因各种感染或发生肿瘤而死亡。所以，日常生活中一定要做好预防，避免感染。

还有些人可能会因为工作原因或生活环境的原因，长期接触致癌物质，那这部分人的患癌风险就比一般人要高。

1. 职业环境：由于工作需要，有些人会长期接触石棉、苯、砷、煤油等有害物质，这些物质都属于一级致癌物，经口、皮肤接触等途径进入人体，慢慢地就容易导致癌症的发生。户外工作的人长时间日晒，则会诱发皮肤癌、黑色素瘤。

2. 生活环境：蔬菜、水果上的农药残留，高温烹调时产生的大量油烟，雾霾天气下的 $PM_{2.5}$ 等，都会增加人类患癌风险。此外，定居在癌症高发地区的人群，由于受环境、饮食、生活习惯等影响，患癌概率也会大大增加。

肥胖人群

肥胖就是体内脂肪积聚过多，不仅容易导致糖尿病、高血压、高血脂、冠心病、脑卒中、脂肪肝、痛风、睡眠呼吸暂停综合征等疾病，还会增加罹患癌症的风险。

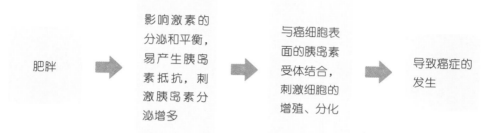

肥胖 → 影响激素的分泌和平衡，易产生胰岛素抵抗，刺激胰岛素分泌增多 → 与癌细胞表面的胰岛素受体结合，刺激细胞的增殖、分化 → 导致癌症的发生

研究显示，肥胖女性患子宫内膜癌的概率比正常女性高2~3倍，乳腺癌的发生率也会随体重的增加而升高；而肥胖男性结直肠癌、前列腺癌的发病率都比体重正常的男性更高。因此，建议肥胖人群，特别是苹果型肥胖者，积极减重，将癌症的发病风险降至最低。

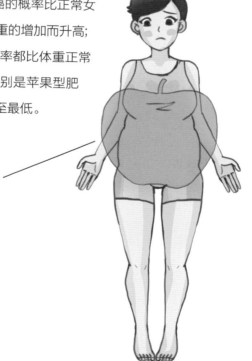

男性腰围 ≥ 90 厘米，女性腰围 ≥ 85 厘米，即属于苹果型肥胖。脂肪在腹部沉积过多，最容易导致内分泌紊乱，影响脏器的生理活动和血液回流，对健康的危害最大。

乱用药物及癌症治疗后的人群

是药三分毒。药物多是由化学物质制成的，在治疗疾病的同时，也会对人体造成一些损害，产生或大或小的不良反应，引起人体组织细胞癌变，甚至很多治疗癌症的药物也可能会引发体内其他部位的肿瘤。所以，乱用药物的人群往往患癌的风险更大一些。

药物种类	致癌作用
抗肿瘤药	硫唑嘌呤可诱发淋巴癌、白血病、宫颈癌、唇鳞状上皮癌等； 环磷酰胺可诱发膀胱癌、淋巴瘤、急性白血病； 长期使用甲氨蝶呤可诱发肾癌、乳腺癌
解热镇痛药	安乃近与亚硝酸盐反应可生成致癌物亚硝酸； 保泰松能抑制骨髓造血功能，导致白血病； 长期服用非那西丁、氨基比林、复方阿司匹林、氨非咖片、去痛片等可引起膀胱癌
雌激素类药	长期服用可诱发子宫内膜癌、卵巢癌、乳腺癌等
睾丸素类药	甲睾酮用于治疗再生障碍性贫血，但长期大量使用易引起肝癌
氯霉素	长期使用氯霉素可导致再生障碍性贫血、急性白血病等
抗生素	滥用抗生素会破坏人体的免疫系统，促进细胞癌变
利血平	绝经后长期服用利血平的女性易患乳腺癌
其他	氯仿、砷化合物、煤焦油软膏等药物均有不同程度的致癌作用

还有那些曾经患癌、经过系统治疗的癌症患者，他们通常免疫力低下，又经过手术、放疗、化疗等抗肿瘤治疗，使得免疫力进一步下降，如果不积极调养，很容易导致癌症复发或罹患其他癌症。

第四章

积极防治，能救命的一生防癌计划

癌症是可以预防的，而癌症预防的重中之重就是体检。

当然，像普通健康体检那样验验血常规、拍个片子、做个B超，是远远不够的。要想降低患癌风险，及时发现早期癌症，最好能为自己制订好一生的防癌计划，积极改善自身内环境，在相应的年龄段进行有针对性的防癌体检，这样才能更好地对抗癌细胞对身体的伤害。

☆癌症自测法
☆饮食小百科
☆读者交流圈
☆健康大讲堂

微信扫码

防癌体检，你了解吗

先来看一个案例：

李先生单位每年都组织职工进行健康体检，各项检查一直都正常。今年他总感觉胃痛，体重也下降得很快，到医院检查之后被诊断为胃癌中晚期。明明去年的各项检查结果显示未见异常，怎么一下子就患癌症了呢？李先生表示无法理解和接受，难道以前做的体检都没用吗？

临床上，像李先生这样的患者非常多，这也是大家认识的一个误区，觉得每年体检都正常，就没有问题了。其实，普通的健康体检跟防癌体检并不是一回事。常规体检是不能筛查出癌症的。要防癌，就必须做防癌体检。

🔍 什么是防癌体检

防癌体检，确切地说，应该叫癌症筛查，它是采用简单、专业的检测方法筛查出可能患癌的人。目的是发现早期癌和癌前病变患者，并区分高危人群和健康人群，是预防癌症进一步发生、发展，降低整体人群癌症死亡率的有效手段。

那么，防癌体检和常规的健康体检区别在哪里呢？大家可通过下面的表格了解一下：

区别要点	防癌体检	常规健康体检
体检目的	发现早期癌症或癌前病变，找出高危人群	发现常见的慢性病
人员要求	肿瘤专科医生	普通医生
受检对象	无症状的健康或亚健康人群，癌症高危人群	普通人群
设备要求	多采用高分辨率影像检查设备，仪器更先进	一般检查设备
检查项目	针对不同癌症的特定筛查项目	常规体检项目，如血常规、血糖、血脂、尿常规、肝功能、肾功能、胸部透视普通X线检查、B超等

目前，国家正在大力普及癌症筛查，针对肺癌、乳腺癌、宫颈癌、结直肠癌、胃癌、食管癌、肝癌等我国高发癌症的高危人群进行免费筛查。在一些特定癌症的高发地区开展癌症的专项筛查，比如湖南省免费开展口腔癌筛查，福建、广东等省份开展鼻咽癌的免费筛查。普通居民可先通过当地肿瘤防治机构或社区卫生服务中心进行高危评估，再申请进行免费筛查。

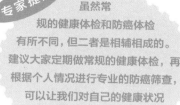

专家提醒 虽然常规的健康体检和防癌体检有所不同，但二者是相辅相成的。建议大家定期做常规的健康体检，再根据个人情况进行专业的防癌筛查，可以让我们对自己的健康状况有更全面的了解。

🔍 防癌体检的筛查对象

防癌体检主要是针对那些没有症状、外表看来很健康的癌症高危人群进行癌症筛查，这类人群与其他人群相比较，患某种肿瘤的危险性相对较高。如果已经出现明显症状了，那再进行筛查就没有意义了，而是应该直接去相关科室就诊。

🔍 防癌体检的间隔时间

对于防癌体检的间隔时间，要根据每个受检者的年龄、既往检查结果等来确定。因为各种癌症的发展时间不同，比如结直肠癌进展慢，如果肠镜检查没有发现问题，可以间隔 5~10 年进行第二次检查即可；而肝癌的发展快，高危人群一般每半年就得复查 1 次。

🔍 到哪里进行防癌体检

防癌体检必须选择专业的体检机构，到正规的有资质的医院进行体检，以确保检查结果的准确。

专家提醒 进行防癌体检时必须注意，检查前 3 天不饮酒，前 1 天饮食要清淡，不吃高脂、高糖的食物，检查前六 6~8 小时禁食，保持空腹。

🔍 防癌体检有哪些检查项目

不同的癌症有不同的筛查方法，医生会根据每个受检者的年龄、性别、家族史、个人疾病史、生活习惯等来推荐有针对性的初级检查项目。如果初级筛查提示异常，医生会安排进一步检查，而癌症的最终确诊只能通过病理学诊断来完成。

检查项目	检查意义
临床体检	包括望诊、触诊、叩诊、听诊等，能发现部分癌症，并能对其性质做出初步的判断
血液检查	包括血常规、血液生化检查，EB 抗体检测及各种肿瘤标志物，比如甲胎蛋白 AFP、癌胚抗原 CEA、前列腺 PSA、糖类抗原 CA-125、CA-199 等，可发现、鉴别各种恶性肿瘤
大便隐血试验	对消化道出血的诊断有重要价值，用于诊断结直肠癌
巴氏涂片	可检测早期宫颈癌
B 超	利用彩色多普勒成像技术，可清晰地发现全身大多数器官是否有病变
X 线	X 线胸片可直接显示肺部病变、胸部肿瘤；乳腺钼靶可以看到典型的恶性钙化，发现早期乳腺癌
肛门直肠指检	可以确定距肛缘 8 厘米内的肛门、直肠病变和病变的性质
内窥镜	食管镜、胃镜、结肠镜、支气管镜、膀胱镜、纤维鼻咽镜、纤维喉镜等，可观察、识别各对应器官有无病变，对可疑病灶可做活检确诊
皮肤镜	观察皮肤色素性疾患，可诊断皮肤癌、黑色素瘤
胸部低剂量螺旋 CT	可发现早期肺癌
病理学检查	病理学诊断

🔍 各个年龄段需要筛查哪些癌症

年龄（岁）	男性筛查建议	女性筛查建议
20~29	·肺癌（高危人群） ·结直肠癌（高危人群，一级亲属患癌年龄减10年开始） ·肝癌（高危人群，肝硬化者）	·乳腺癌（高危人群） ·宫颈癌（有性生活者，从25岁开始） ·结直肠癌（高危人群，一级亲属患癌年龄减10年开始） ·肺癌（高危人群） ·肝癌（高危人群，肝硬化者）
30~39	·结直肠癌（高危人群，一级亲属患癌年龄减10年开始） ·肺癌（高危人群） ·肝癌（高危人群，肝硬化者）	·乳腺癌（高危人群） ·宫颈癌（有性生活者） ·结直肠癌（高危人群，一级亲属患癌年龄减10年开始） ·肺癌（高危人群） ·肝癌（高危人群，肝硬化者）
40~49	·结直肠癌（高危人群，一级亲属患癌年龄减10年开始；非高危人群45岁开始） ·肺癌（高危人群） ·肝癌（高危人群） ·胃癌（高危人群） ·食管癌（高危人群） ·前列腺癌（高危人群）	·乳腺癌 ·宫颈癌（有性生活者） ·结直肠癌（高危人群，一级亲属患癌年龄减10年开始；非高危人群45岁开始） ·肺癌（高危人群） ·肝癌（高危人群） ·胃癌（高危人群） ·食管癌（高危人群）
≥ 50	·结直肠癌（非高危人群75岁后可停止） ·肺癌（高危人群） ·胃癌（高危人群） ·食管癌（高危人群） ·肝癌（高危人群） ·前列腺癌（高危人群）	·乳腺癌 ·宫颈癌（有性生活者） ·结直肠癌（非高危人群75岁后可停止） ·肺癌（高危人群） ·肝癌（高危人群） ·胃癌（高危人群） ·食管癌（高危人群）

常见癌症高危人群的推荐筛查方案

鼻咽癌高危人群的推荐筛查方案

鼻咽癌的高危人群主要有：

1. 有鼻咽癌家族史的人群。

2. 广东、广西、福建等鼻咽癌高发地区的人群。

3. 年龄 30~59 岁的人群。

4. 头颈部检查有可疑病变者。

5. EB 病毒（即人类疱疹病毒 4 型）检测阳性者。

鼻咽癌筛查是目前鼻咽癌二级预防的主要手段，但目前仅推荐在鼻咽癌高发地区进行，对早期发现鼻咽癌患者有重要的意义。筛查流程如下：

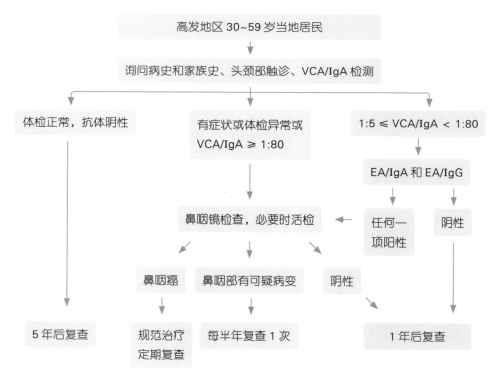

注：VCA／IgA：EB 病毒壳抗原免疫球蛋白 A；EA／IgA：EB 病毒早期抗原免疫球蛋白 A；EA／IgG：EB 病毒早期抗原。

🔍 口腔癌高危人群的推荐筛查方案

口腔癌的高危人群为：

1. 长期吸烟、饮酒或过食太辣、太烫食物者。

2. 有口腔癌家族史者。

3. 假牙不合适、残根残冠、牙龈边缘尖锐等牙齿异常者。

4. 不注意口腔卫生的人群。

5. 口腔溃疡超过 2 周未愈者。

6. 喜欢咀嚼槟榔者。

7. 感染人乳头瘤病毒者。

定期的口腔检查对于口腔癌的预防至关重要，建议大家平时自己对着镜子检查一下口腔内有无异常，每年进行 1 次专业的口腔检查，而高危人群更应该进行口腔的系统筛查，以排除口腔早期病变的可能。目前，在口腔癌高发的湖南、湖北等省份已经开始组织口腔癌的筛查工作，流程大致如下：

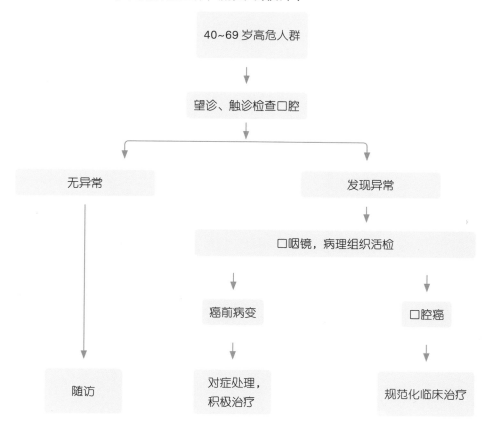

🔍 喉癌高危人群的推荐筛查方案

喉癌高危人群为：

1. 长期生活在空气高污染地区的人群。

2. 年龄在 40 岁以上，长期吸烟和饮酒者。

3. 长期接触有毒的化学物质者，比如长期接触石棉、多环芳烃、镍、芥子气、氯气的人群。

年龄超过 40 岁的喉癌高危人群，建议每年做 1 次喉癌筛查。筛查流程大致如下：

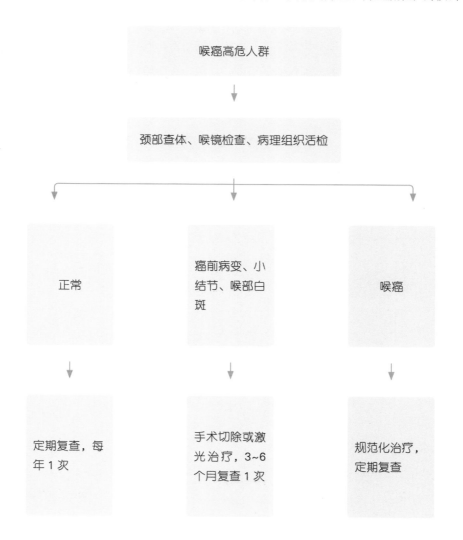

🔍 甲状腺癌高危人群的推荐筛查方案

甲状腺癌的高危人群为：

1. 女性。

2. 有甲状腺癌病史或家族史者。

3. 低碘或高碘饮食者。

4. 由于其他疾病，头颈部进行过放疗者。

5. 童年期头颈部放射线照射史或放射性尘埃接触史。

6. 甲状腺结节 >1.0 厘米，且结节生长迅速者。

7. 降钙素高于正常范围者。

甲状腺癌早期症状并不明显，通常是偶然发现颈部有肿块或在体检时发现的。所以，建议甲状腺癌高危人群进行定期筛查。另外，女性孕前和哺乳期结束时，建议分别进行 1 次颈部超声检查。筛查流程大致如下：

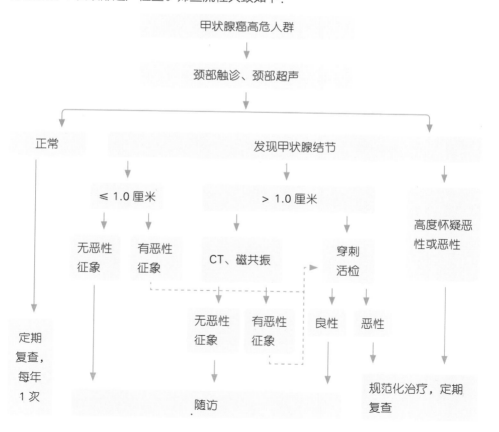

🔍 淋巴瘤高危人群的推荐筛查方案

淋巴瘤的高危人群为：

1. 反复感染及慢性炎症患者。

2. 有长期放射线照射史或放射性尘埃接触史者。

3. 免疫功能低下，有自身免疫性疾病或器官移植史者。

4. 长期过量接触农药者。

5. 经常染发者。

淋巴是全身性的报警系统，造成淋巴结肿大的原因很多，也极容易被误诊，所以，建议高危人群每年接受 1 次临床体检。虽然目前尚缺乏有效的特异性检查方法，但是一些检查项目能够提示出现了问题。大致的检查流程如下：

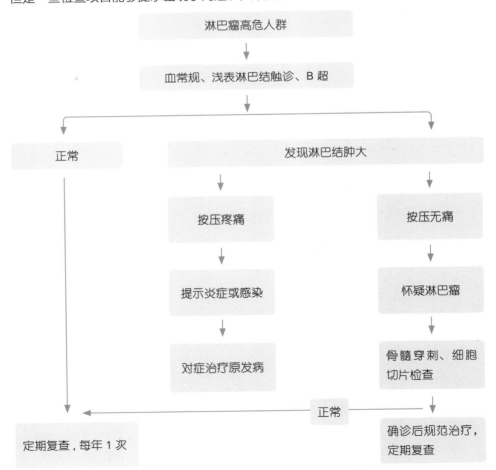

🔍 食管癌高危人群的推荐筛查方案

食管癌高危人群为：

1. 年龄 45~74 岁。

2. 来自我国食管癌高发区。

3. 三代以内直系亲属中有食管癌患者的人群。

4. 有食管上皮内瘤变病史。

5. 患有胃食管反流病。

6. 有人乳头瘤病毒 (HPV) 感染史。

7. 具有食管癌高危因素，如吸烟、重度饮酒、喜食烫食、常食腌制食品或加工肉类、肥胖、头颈部或气管鳞癌等。

食管癌的发生没有特异性症状，单靠常规体检也无法发现食管癌，所以，建议高危人群定期进行食管癌筛查，如果出现了不典型的临床表现，可以把年龄提前到 40 岁。筛查流程大致如下：

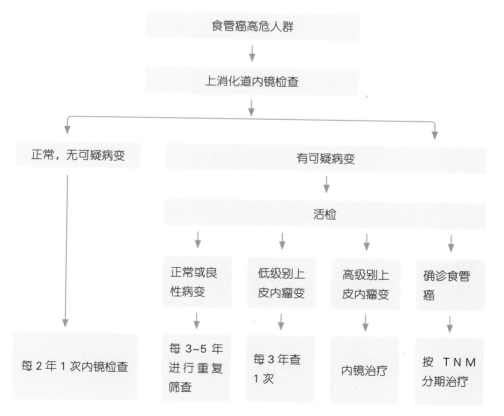

🔍 肺癌高危人群的推荐筛查方案

肺癌高危人群为：

1. 吸烟 ≥ 30 包年 [吸烟包年数 = 每天吸烟的包数（每包 20 支）× 吸烟年数，比如 30 包年就是指每天 1 包持续 30 年或每天 2 包持续 15 年]，包括曾经吸烟，但戒烟时间不足 15 年者。

2. 被动吸烟者：与吸烟者同室生活或工作 ≥ 20 年者，被动吸烟 ≥ 30 包年。

3. 有职业暴露史（如接触石棉、铍、铀、氡、镍、铬、硅、柴油废气、煤烟或煤烟灰等）至少 1 年。

4. 有慢性阻塞性肺疾病或弥漫性肺纤维化病史者。

对于肺癌高危人群，建议进行胸部低剂量螺旋 CT（简称 LDCT）筛查，筛查流程如下：

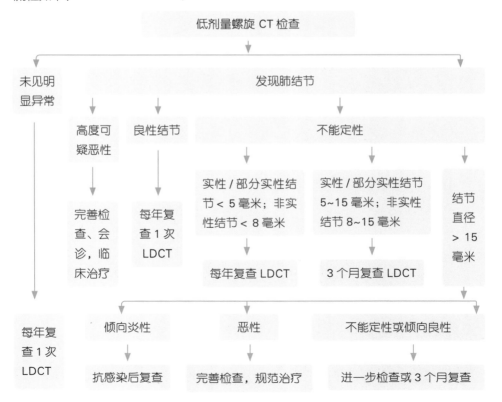

🔍 胃癌高危人群的推荐筛查方案

胃癌的高危人群为：

1. 年龄 45~74 岁。

2. 有幽门螺杆菌（HP）感染。

3. 直系一级亲属有胃癌病史。

4. 有既往胃病史（如胃息肉、胃溃疡、慢性萎缩性胃炎、肥厚性胃炎、胃上皮内瘤变、手术后残胃、胃肠上皮化生等）。

5. 有不良饮食习惯，如饮食不规律、长期不吃早餐、暴饮暴食、吃饭过快、高盐饮食、常食烟熏煎烤或加工肉类、蔬果摄入不足、重度饮酒、吸烟等。

早期胃癌一般没有特异性症状，很容易同胃炎、胃溃疡等胃病混淆而耽误治疗，出现呕血、胃痛、明显的体重减轻等症状再去检查，就很可能已经是晚期了。所以，建议胃癌高危人群定期进行胃镜筛查。筛查流程如下：

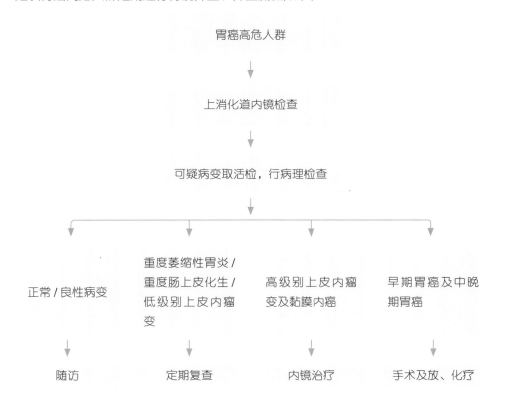

乳腺癌高危人群的推荐筛查方案

乳腺癌的高危人群为：

1.45~74 岁女性。

2. 月经初潮 ≤ 12 岁，或绝经年龄 ≥ 55 岁。

3. 无活产史（含从未生育、流产、死胎）或初次活产年龄 ≥ 30 岁。

4. 有乳腺活检史或乳腺良性疾病手术史。

5. 一级亲属（指父母、子女以及同父母的兄弟姐妹）有乳腺癌史，或二级亲属（指叔、伯、姑、舅、姨、祖父母、外祖父母）中有 2 人及以上在 50 岁以前有患乳腺癌或卵巢癌者。

6. 使用雌激素或雌孕激素联合的激素替代治疗时间 ≥ 6 个月。

7. 无哺乳史或哺乳时间 < 4 个月。

由于我国女性乳腺多为致密腺体，乳腺癌发病风险高，因此建议 40 岁以上的女性采用自检和乳腺 X 线摄影联合超声（简称 BI-RADS）等方式进行乳腺癌筛查。

自检

乳腺自检，即女性朋友每月自己检查乳腺情况。

【自检年龄】建议 40 岁以上的女性每月自查 1 次乳房，如果是有高危因素的女性，可以更早开始自查。

【最佳自检时间】每次月经来潮后的第 9~11 天。此时雌激素对乳腺影响最小，乳腺体积最小，比较容易发现问题。

【自检方法】

1. 看外观：站在镜前，双手用力叉腰或者举过头顶；左右转动身体，从正面、侧面等不同角度观察乳房的外形、大小是否有变化，对比双侧乳房是否对称，皮肤是否有凹陷、颜色是否异常，有没有不正常的凸起或橘皮样改变，乳头是否有湿疹等。

2. 触摸：站姿，右手上提至脑后，左手四指并拢，用指腹触摸右侧乳房，按照外上、外下、内下、内上、腋下的顺序，仔细全面地检查是否有硬块。同时还要注意触摸一下锁骨上窝、腋窝，看有没有肿大的淋巴结。然后用同样方法检查左侧乳房。

3. 挤压：用手指压迫乳晕、轻轻挤捏乳头，感觉乳头下是否有硬块，观察乳头有无分泌物，如有，是什么颜色、什么性质的。

乳腺 X 线摄影联合超声（简称 BI-RADS）筛查

有些早期乳腺癌触诊时摸不到肿块，所以，建议女性从 45 岁开始进行乳腺 X 线摄影联合超声筛查，对发现早期乳腺癌很有帮助。如果有乳腺癌家族史的女性，可将筛查年龄提早至 40 岁。筛查流程如下：

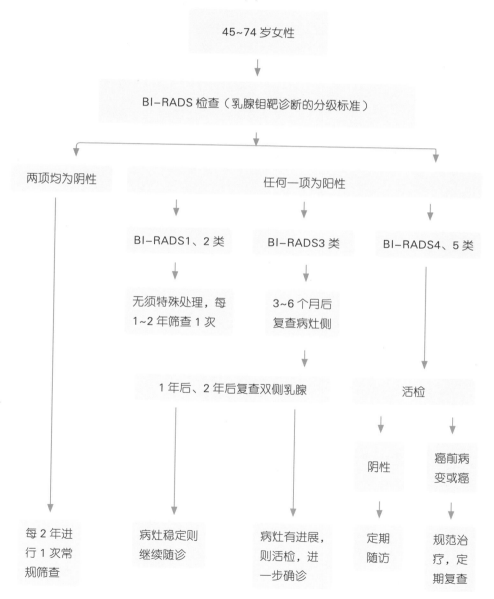

🔍 肝癌高危人群的推荐筛查方案

肝癌的高危人群为：

男性 45~74 岁、女性 50~74 岁，

符合以下任一条件者：

　　1. 慢性乙型肝炎病毒 (HBV) 感染

或慢性丙型肝炎病毒 (HCV) 感染史。

　　2. 一级或二级亲属有肝癌史。

　　3. 任何原因引起的肝硬化患者。

　　肝癌早期并没有明显的典型症状，只有一些缺乏特异性的消化道症状，如腹胀、食欲减退、恶心、呕吐、腹泻等，很容易被忽视，而且普通的健康体检由于检查手段的限制，也不易发现肝癌，这也是很多肝癌一查出来就是晚期的原因。所以，建议肝癌的高危人群定期进行血清甲胎蛋白（AFP）监测及腹部超声检查（B 超）。筛查流程如下：

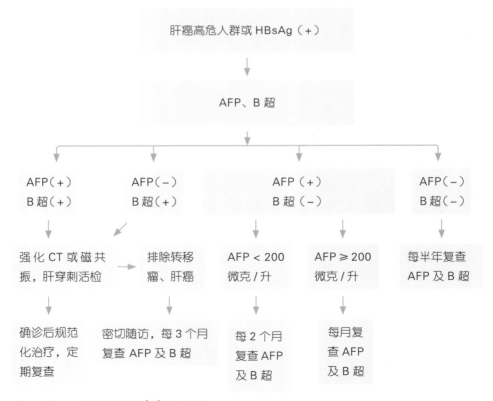

注：HBsAg 是指乙肝病毒表面抗原。

胆囊癌高危人群的推荐筛查方案

胆囊癌高危人群为 50 岁以上且符合以下任一项者：

1. 有胆囊结石家族史和胆囊癌家族史的人群。

2. 胆囊结石病程 > 5 年，胆囊结石直径 > 2.0 厘米的患者。

3. 有胆囊息肉，且直径 > 1.0 厘米，特别是单发、宽蒂息肉者。

4. 有瓷化胆囊或胆囊萎缩、胆管囊肿、胆囊腺肌症、胆管炎等胆囊病史者。

5. 肥胖及糖尿病人群。

从以上高危人群可以看出，胆囊疾病是诱发胆囊癌的重要原因，因此，建议高危人群做好防治工作，每 6 个月筛查 1 次，有胆囊疾病者及时治疗。50 岁以上的一般人群，尤其是女性，建议每年筛查 1 次。筛查流程大体如下：

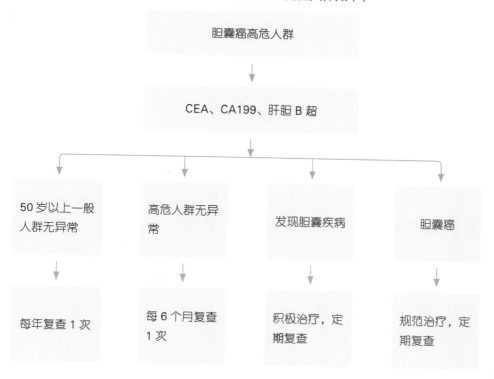

注：CEA 是指癌胚抗原；CA199 是指糖类抗原 199，属低聚糖肿瘤相关抗原，为一种新的肿瘤标志物。

🔍 胰腺癌高危人群的推荐筛查方案

胰腺癌高危人群为年龄 ≥ 50 岁且符合以下任一条件者：

1. 有胰腺癌家族史者。

2. 糖尿病患者，特别是 50 岁以以上无家族遗传史的新近突发糖尿病患者。

3. 有慢性胰腺炎、黏液性胰腺囊肿病史者。

4. 携带 BRCA2、CDKN2A、TP53 等胰腺癌相关基因突变者。

5. 长期大量吸烟、饮酒、高脂肪饮食者。

6. 体重指数（BMI）≥ 24 的肥胖人群。

胰腺癌早期症状没有特异性，容易被误诊，因此建议胰腺癌的高危人群每年做 1 次胰腺癌筛查，以便能够早发现、早治疗。筛查流程大致如下：

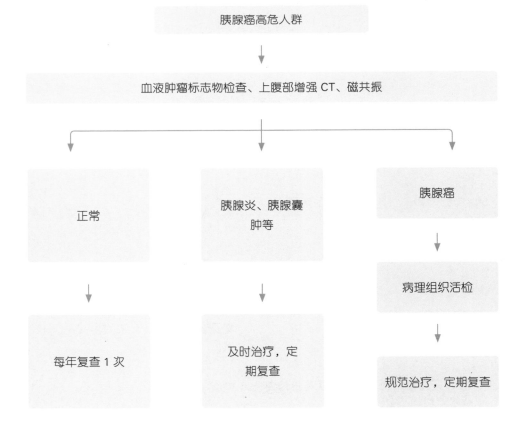

🔍 肾癌高危人群的推荐筛查方案

肾癌高危人群为：

1. 年龄在 50 岁以上者，尤其是男性。

2. 长期大量吸烟的人群。

3. 肥胖，且喜食高脂肪、高蛋白食物者。

4. 有肾癌家族史、糖尿病病史、高血压、慢性肾病的人群。

5. 从事石油、皮革、石棉等行业的人群。

肾癌其实还有一个名称叫"体检癌"，在临床上，超过 60% 的早期肾癌是通过体检方式发现的，而早期肾癌大多还没有表现出任何症状，所以，建议以上肾癌高危人群，定期进行肾癌筛查，争取在肾癌"三联征"出现之前被发现，提高生存率。筛查流程大致如下：

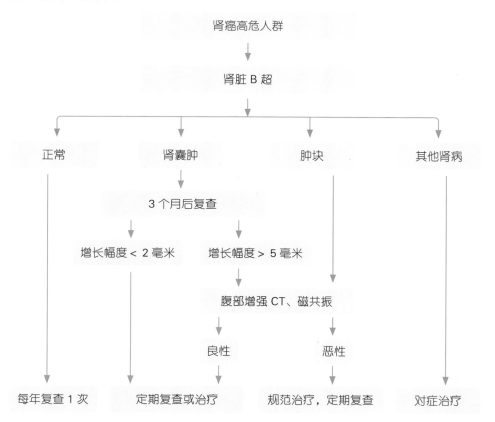

前列腺癌高危人群的推荐筛查方案 ||||||||||||||||||||||||||||||||||||||

前列腺癌的高危人群为：　　　　　家族史的男性。

1. 年龄＞50岁的男性。　　　　　3. 年龄＞40岁且前列腺特异性

2. 年龄＞45岁且具有前列腺癌　　抗原（PSA）>1微克/升的男性。

前列腺癌早期没有明显症状，而越早发现、治疗，预后就越好，因此，建议：

●年龄＞50岁，且身体状况良好的男性：每2年进行1次血清前列腺特异性抗原（PSA）检测，终止时间根据患者的年龄和身体状况决定。

●前列腺癌高危人群：每年做1次直肠指检和血清前列腺特异性抗原（PSA）检测。

●有前列腺癌家族史的男性：从45岁开始进行筛查。

筛查流程大致如下：

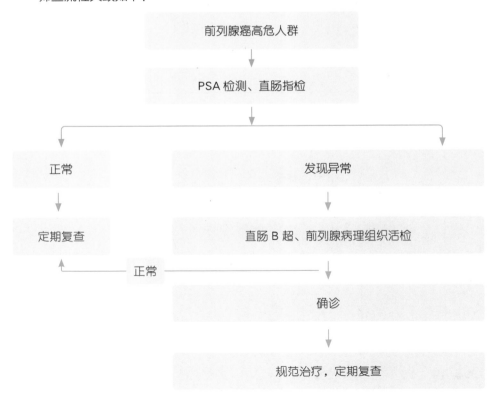

🔍 睾丸癌高危人群的推荐筛查方案

睾丸癌高危人群为：

1. 有家族遗传史者。

2. 隐睾人群。

3. 长期服用雌激素者。

4. 长期暴露在放射性环境下的人群。

5. 睾丸损伤者。

6. 15~34 岁的男性。

睾丸癌早期治疗预后较好，因此建议男性从青春期后，每个月对睾丸进行自检，主要看睾丸的大小、形状和手感。如发现异常，应及早就医检查。大致流程如下：

睾丸癌高危人群

↓

自检：观察阴囊外观，再用双手分别轻轻捏住两侧睾丸，移动指腹，感觉睾丸的大小、形状有无变化，有无肿块或痛感

发现一侧肿大、形状不规则、坚硬无弹性、按压疼痛等异常

形状、大小、手感均无异常

↓

↓

泌尿外科就诊，进行 B 超、病理组织活检等进一步检查

每月自检 1 次

↓

确诊后，规范治疗，定期复查

专家提醒

6~12 个月为隐睾患儿接受手术的最佳时期，最晚不超过 18 个月，以避免癌变。

🔍 宫颈癌高危人群的推荐筛查方案

宫颈癌高危人群为：

1. 高危型人乳头瘤病毒（HPV）感染者，如 HPV-16、HPV-18 等。

2. 具有艾滋病病毒（HIV）、疱疹病毒（HSV-2）感染史或性传播疾病史者。

3. 性生活过早或有多个性伴侣者。

4. 长期吸烟者。

5. 既往因宫颈癌及癌前病变接受过治疗者。

6. 有宫颈癌家族史者。

7. 免疫力低下者。

早期宫颈癌患者，可能没有任何症状，但通过早期筛查，可以发现癌前病变或原位癌，正确治疗就可以预防宫颈癌的发生或提高患者的生存率。因此，《中国子宫颈癌综合防控指南》建议年龄在 25~30 岁（有性生活或已婚）的女性，就应开始定期进行宫颈癌筛查。子宫全切术后女性（因良性病变切除）可不筛查。筛查时注意避开经期，保持外阴清洁，24 小时内无性生活，且不做阴道灌洗、换药。

年龄（岁）	推荐筛查方案
25~29	每 3 年进行 1 次宫颈细胞学检查
30~65	可在以下方案中任选一种进行筛查： · 每 5 年进行 1 次宫颈细胞学检查和 HPV 检测联合筛查； · 每 3 年单独进行 1 次宫颈细胞学检查； · 每 3~5 年单独进行 1 次 HPV 检测； · 每 2 年进行 1 次醋酸染色肉眼观察（VIA）筛查
65 以上	若既往 10 年内每 3 年 1 次连续 3 次细胞学检查阴性，或每 5 年 1 次连续 2 次 HPV 检测阴性，无宫颈上皮内瘤变（CIN）病史，则可停止筛查
已接种 HPV 疫苗的女性	同非接种者一样，遵循特定年龄的建议定期接受宫颈癌筛查
有妊娠意愿的女性	在准备怀孕一年内进行宫颈癌筛查，或在第一次产检时进行
存在高危险因素的女性	应缩短宫颈癌筛查间隔

筛查流程大致如下：

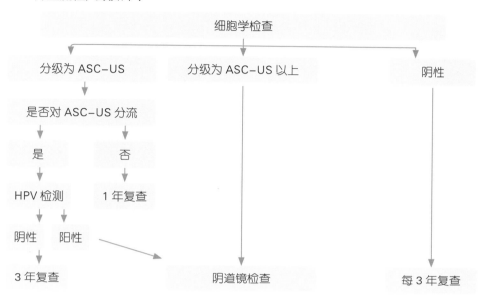

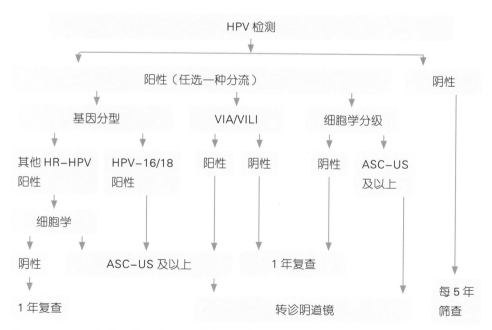

注：ASC-US 未明确意义的不典型鳞状上皮细胞；VIA 醋酸染色肉眼观察；VILI 碘
　　染色肉眼观察。

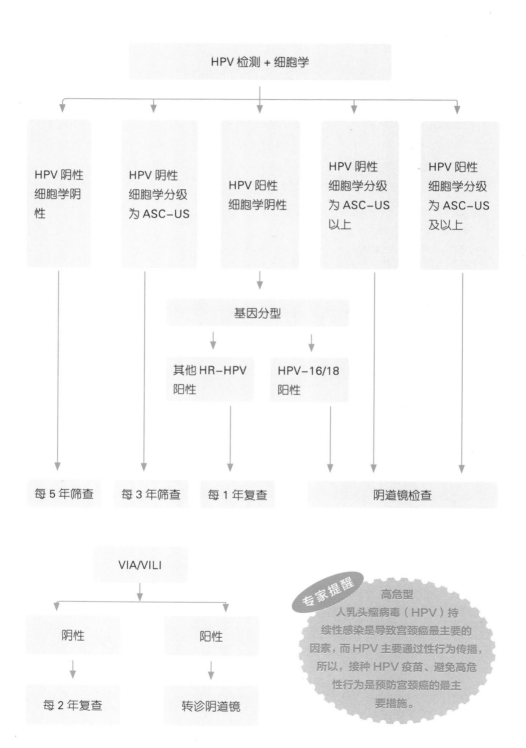

🔍 子宫内膜癌高危人群的推荐筛查方案

子宫内膜癌的高危人群为：

1. 处于围绝经期、绝经后或未生育的女性。

2. 肥胖、糖尿病或糖耐量异常的女性。

3. 有子宫内膜癌家族史的女性。

4. 有林奇综合征等相关遗传疾病病史的女性。

5. 雌激素水平增高或使用他莫昔芬等药物的女性。

6. 携带 BRCA1 和 BRCA2 胚系突变基因的女性。

子宫内膜癌在极早期时，患者可无明显症状，仅在健康体检、普查或妇科检查时偶然发现。所以，建议女性定期参加体检，高危人群定期进行子宫 B 超检查，以便及时发现子宫内膜的病变，及时处理。筛查流程大致如下：

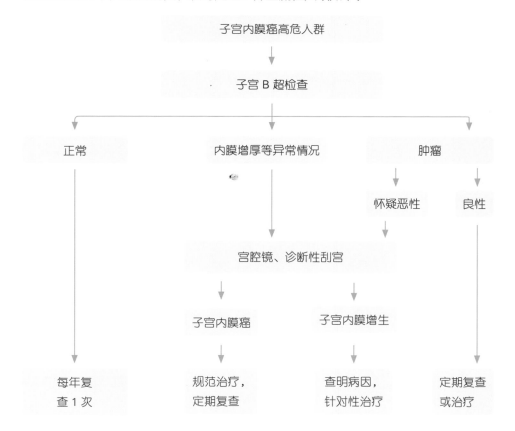

🔍 卵巢癌高危人群的推荐筛查方案

卵巢癌高危人群为：

1. 月经初潮年龄 ≤ 12 岁、绝经年龄 ≥ 55 岁的女性。

2. 年龄处于围绝经期或绝经后的女性。

3. 有卵巢癌家族史者。

4. 有子宫内膜异位症病史者。

5. BRCA1 或 BRCA2 胚系基因突变携带者。

6. 绝经期激素治疗者。

7. 肥胖、吸烟的女性。

卵巢癌很难早期发现，需要我们重视筛查。建议 30 岁以上的女性每年进行 1 次盆腔 B 超检查，高危人群每半年筛查 1 次，有家族史的女性应更早进行筛查。筛查流程大致如下：

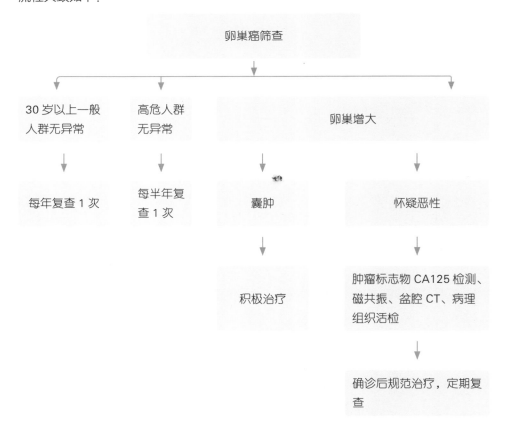

🔍 膀胱癌高危人群的推荐筛查方案

膀胱癌的高危人群为：

1. 年龄 > 50 岁。

2. 有膀胱癌家族史者。

3. 长期吸烟者。

4. 长期从事油漆、染料、皮革、橡胶、金属制造、有机化学原料等职业及与芳香胺类物质长期接触者。

5. 反复急慢性膀胱感染史，包括血吸虫引起的膀胱感染者。

膀胱癌的早期症状明显，80% 以上的患者在确诊时尚处于早期阶段，治愈率很高，所以，建议 60 岁以上的一般人群每年检查 1 次尿常规；高危人群每年进行 1 次尿细胞学检查。筛查流程大致如下：

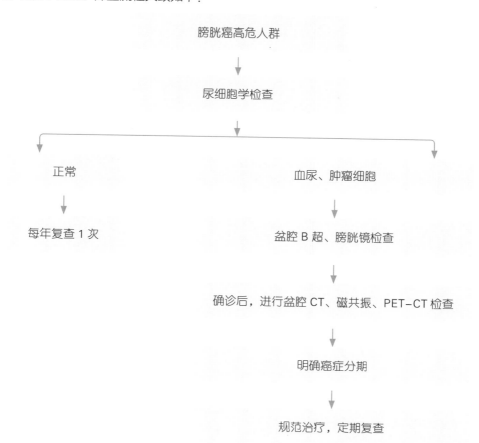

膀胱癌高危人群

↓

尿细胞学检查

正常 —— 血尿、肿瘤细胞

正常 → 每年复查 1 次

血尿、肿瘤细胞 → 盆腔 B 超、膀胱镜检查

↓

确诊后，进行盆腔 CT、磁共振、PET–CT 检查

↓

明确癌症分期

↓

规范治疗，定期复查

🔍 结直肠癌高危人群的推荐筛查方案

结直肠癌的高危人群为年龄 ≥ 45 岁，且符合以下任一条件者：

1. 男性。

2. 有结直肠癌家族史者。

3. 长期吸烟者（包括现已戒烟者）。

4. 肥胖者，体重指数 ≥ 24。

5. 有大肠息肉病史者。

6. 患有家族性腺瘤性息肉病、林奇综合征者。

结直肠癌病程发展缓慢，且早期症状不明显，因此建议从 45 岁开始，无论是否出现结直肠癌的症状，都应定期接受结直肠癌筛查，每 1~2 年做 1 次免疫法粪隐血检测（FIT），每 5~10 年做 1 次结肠镜检查，每 3 年做 1 次 FIT 联合 DNA 检测。筛查流程大致如下：

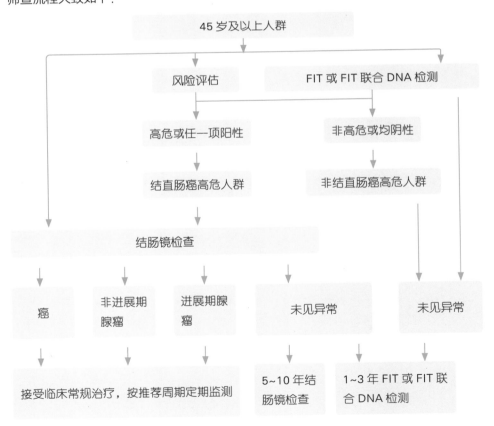

🔍 白血病高危人群的推荐筛查方案

白血病高危人群为：

1. 白血病家族史者。

2. 有血液疾病病史者。

3. 曾有苯及含苯的有机溶剂接触

史者。

4. 曾有长期 X 线、γ 射线等辐
射环境接触史者。

5. 自身免疫功能异常者。

白血病的病情复杂，治愈率低，所以，建议以上高危人群定期进行体检，每年 1
次。筛查流程大致如下：

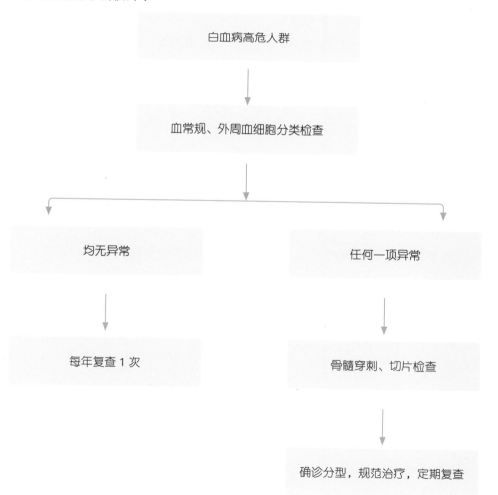

🔍 皮肤癌（含黑色素瘤）高危人群的推荐筛查方案

皮肤癌（含黑色素瘤）高危人群为：

1. 有黑色素瘤家族史者。

2. 曾患有皮肤癌或恶性黑色素瘤者。

3. 在脚趾之间、脚底、掌心、头皮、耳后、手指甲和脚指甲、臀部之间、生殖器周围等部位存在色素痣或斑点者。

4. 长有巨大的先天性色素痣者。

5. 患有慢性溃疡、经久不愈的疤痕、瘘管、盘状红斑狼疮、放射性皮炎等皮肤疾病者。

6. 长期暴晒在太阳下或受紫外线照射者。

7. 长期接触化学性物质（如沥青、焦油衍化物等）者。

皮肤癌（含黑色素瘤）早期治疗，大多预后较好，所以，建议高危人群每年进行1次临床体检，最好是由专业的医生进行皮肤检查，必要时进行活检。也应进行定期自查，自查重点有以下3点：

1. 注意观察皮肤上各个部位的色素痣、斑点、胎记或其他色素异常区域，记录颜色、大小、形状或质地的变化，也可拍照备用，如发现异常，及时就医。

2. 持续观察皮肤上有无新发的色素痣、斑点，做好记录，如有异常，及时就医。

3. 手足等易于摩擦部位的痣，可咨询医生，考虑预防性手术切除，以防恶变。

专家提醒

高危人群在户外时，一定要做好物理或化学防晒，避免暴晒；特殊部位的色素痣千万不要自行反复修剪或弄破，必要时到专科医院就诊。

改善自身环境，癌细胞也会自然死亡

成为"癌症候选人"，大多时候都是我们长期"不爱自己"，使身体内环境变得适合癌细胞生长所致。所以，为了预防癌症、提高预后，都需要我们积极、有效地改变自己身体的内环境，当癌细胞没有了适合生长的土壤，也就会自然死亡了。

🔍 坚持适度的运动

坚持适度的运动，可以增强体质，提高免疫力，有效预防多种癌症的发生。那什么样的运动才算适度呢？通常要考虑以下两点：

1. 运动时间：《中国居民膳食指南科学研究报告（2021）》中建议，成人每天应进行相当于 6000 步以上的身体活动，每周至少应进行 5 天，累计 150 分钟以上。大家可根据这个标准来选择运动项目，安排运动时间。

相当于 6000 步以上的身体活动

快走或慢跑 40 分钟	中速跳绳 25~30 分钟	上下楼 50 分钟	爬山 30~60 分钟
骑自行车 40 分钟	瑜伽 40~60 分钟	游泳 30 分钟	
健美操 30 分钟	太极拳 40~60 分钟	打球 30~40 分钟	

2. 适宜的运动强度：大家应根据自己的身体情况，选择适宜的运动强度，这样既能有效提高身体机能，增强体质，也可以让运动更安全。建议一般健康人群选择中等运动强度即可。

中等运动强度

- 心率：最高心率（220- 年龄）的 60%~80%。
- 需要用力但仍可以在活动时轻松讲话。
- 主观感觉：有些累，全身发热，微微出汗，没有心慌、胸闷等现象，精神、睡眠、食欲都好，心情愉悦。

专家提醒

运动要长期坚持，才能达到增强体质、防病抗癌的目的。如果间隔时间太长，上一次的运动效果已经消失了，每一次运动就都等于从头开始了。所以，建议大家选择适宜的运动项目，并坚持下去。

🔍 · 每天喝 6~8 杯水

水是一切生命的基础，参与体内很多的生理活动，维持人体体温的恒定，增加排尿、排便的次数，帮助把身体中的废物及时排出体外，降低癌症的发病风险。

健康成人每天补水量可根据体重来计算，一般每天每千克体重需补水 40 毫升，大约相当于每天 6~8 杯水，每杯 200 毫升左右。那喝什么样的水最好呢？

记得每天晨起空腹喝一杯温水！

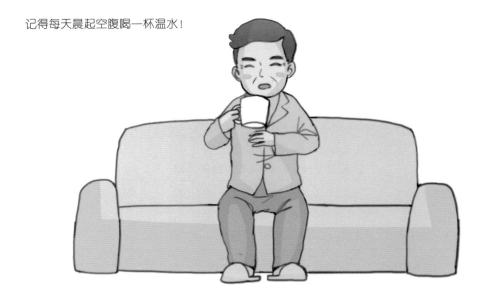

1. 首选天然矿泉水。矿泉水中含有 20 多种人体必需的微量元素，如钙、镁、铁、锰、铜、钴、锌等，它们都是酶和维生素的活性因子，参与激素的作用，促进核酸的代谢，可起到防癌作用。

2. 白开水也不错。便宜、卫生，容易被身体吸收，能促进排尿。

3. 淡绿茶水。绿茶中含有儿茶素、茶多酚等抗氧化物，具有抑制癌细胞的作用。

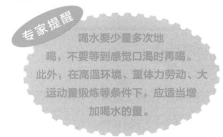

专家提醒

喝水要少量多次地喝，不要等到感觉口渴时再喝。此外，在高温环境、重体力劳动、大运动量锻炼等条件下，应适当增加喝水的量。

尽量让自己心情好一些

保持愉悦的心情是治疗疾病的良药。研究表明，免疫系统会受到思想和情绪的暗示，在良性情绪的刺激下，免疫系统始终处于良好的状态，有助于抵御病毒和细菌侵袭，及时清除发生变异的细胞，预防癌症的发生。那要如何让自己心情好一些，乐观积极一些呢？

少生"三气"

不生怨气，对一些人或事没必要总是抱怨或心生怨恨，多站在对方角度想一想，也许心里就会好很多；对日常工作、生活中的无关原则的小问题没必要生闲气，一笑了之即可；对令自己不高兴的事情更没必要生闷气，及时说出来，事情解决了、说开了，心里也就痛快了。

学会自我调节

当感觉心情烦闷、焦虑、压抑时，可以到户外散步，或利用节假日到风景名胜区去旅游散心、爬山登高，欣赏一下大自然的美景，心情自然开朗；也可以培养一些兴趣爱好，如养花、喂鸟、垂钓、书法、听音乐、绘画、唱歌等，可以陶冶性情，使自己精神愉快。

豁达地面对人生得失

养成从容不迫的生活态度，工作认真、上进，生活上不攀比，自己认为可以了便知足，这样才能保持心情舒畅，情绪稳定，提升抗癌能力。

难得糊涂

在处理家庭问题、生活琐事上，多一点"糊涂"，少一点执拗，不要在小事上斤斤计较，以免让自己情绪波动，身心疲惫，这样我们才能保持心境平和。

🔍 每天睡够 7 小时

每天保证充足的睡眠是提升免疫力、防癌抗癌的有效保障，国际上将每年的 3 月 21 日定为"世界睡眠日"，就是要提醒人们重视睡眠问题。对一般健康成人来说，每天最好能睡够 7 小时。当然，睡眠时间也并不是越长越好，如果睡得过久，能量消耗太少，容易使血脂、血糖升高，大脑功能、肌肉功能等也都会受到抑制，反而不利于健康。因此，睡眠时间要适度，同时还要注意提高睡眠质量。

什么是高质量的睡眠

高质量的睡眠由睡眠深度和状态决定。国际睡眠学会认为，睡眠过程由多个睡眠周期组成，每个睡眠周期分为五个不同阶段：

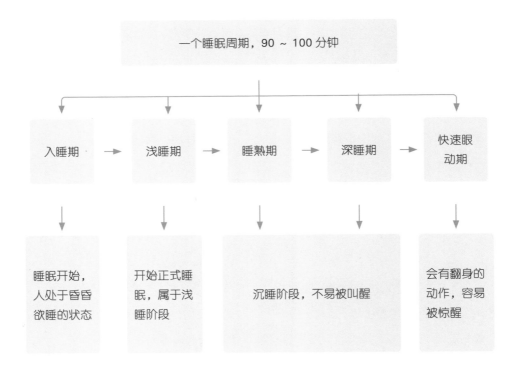

一夜有 4~5 个睡眠周期，只有保证好这 4~5 个周期的深度睡眠，人体的生理机能才能得到充分的修复，免疫系统也才能够得到加强，突变的细胞也就更容易被发现和清除。

如何提高睡眠质量

1. 寝具要舒适，如床垫软硬适中，被子薄厚适度，枕头软硬、高度要适宜等。

2. 卧室要安静，温湿度、光线适宜，不要开灯睡觉；睡觉之前可适当开窗通风，保持空气新鲜。

3. 晚餐清淡，少吃或不吃肥甘厚腻、辛辣刺激的食物，睡前 2 小时不喝浓茶、咖啡或含酒精的饮品。

4. 每天早睡早起，晚上 10 点睡觉，最晚不超过 11 点。

5. 睡前可散散步、喝杯热牛奶、洗温水澡、热水泡脚等，切忌进行剧烈运动，如要锻炼身体，宜在睡前 4 小时进行。

6. 身心放松，不要带着情绪或问题入睡。

7. 睡觉时以右侧卧为宜，可使身体得到充分的放松，消除疲劳。

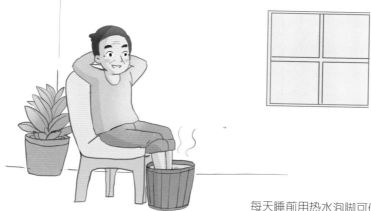

每天睡前用热水泡脚可促进睡眠哦！

专家提醒

大家可以这样判断睡眠是否充足：

1. 早上不需要闹钟，能自然醒来。

2. 白天工作、学习、活动时精力充沛，不觉得疲劳，效率高。

3. 白天工作或学习思维敏捷，注意力集中，记忆力、理解力强，语言表达清楚明了。

4. 食欲好，吃饭时津津有味，饭后不犯困。

5. 白天心情好，能控制自己的情绪，不易烦躁或发脾气。

6. 不容易生病，身体素质好。

🔍 合理膳食，口味清淡些

合理安排日常膳食，摄入均衡的营养是提高免疫力、对抗癌症的一个重要方法。那要如何做才能实现营养均衡呢？对此，《中国居民膳食指南科学研究报告（2021）》中给出了详细的建议：

1. 食物多样，谷类为主。尽可能多地增加摄入食物的种类，建议每人平均每天摄入 12 种以上的食物，每周摄入 25 种以上。在所有食物种类中，应以谷类食物为主，每人每天应摄入全谷物（如面粉、大米、玉米、小麦、高粱等）和杂豆类（如绿豆、红豆、豌豆等）50~150 克，薯类（红薯、马铃薯、山药等）50~100 克。这些食物富含糖类，是能量的主要来源。

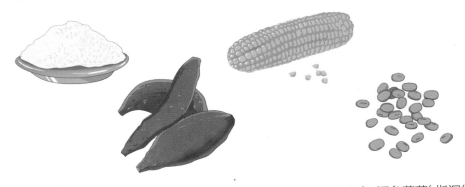

2. 多吃新鲜蔬菜和水果。每人每天应摄入蔬菜 300~500 克，深色蔬菜（指深绿色、深黄色、紫色、红色等颜色深的蔬菜）应占 1/2；新鲜水果 200~350 克。新鲜水果中富含维生素、矿物质、膳食纤维和多种植物化学物质，对提高免疫力非常重要。

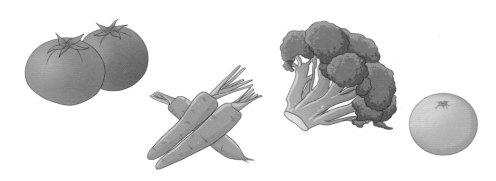

3. 每天吃奶类、大豆和坚果。每人每天应摄入奶类 300 克，以补充优质蛋白质和钙；大豆、坚果每人每天各 25~35 克，可以补充优质植物蛋白质、不饱和脂肪酸、钙及 B 族维生素等营养素。

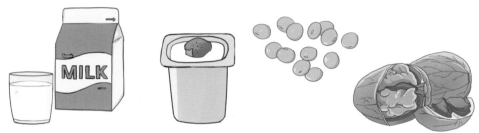

4. 每天吃适量的鱼、禽、蛋、瘦肉。这些食物是动物性蛋白质、脂溶性维生素和矿物质的良好来源，建议每人每天摄入鱼类、畜禽肉各 40~75 克，蛋类 40~50 克。

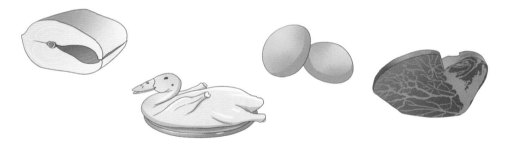

5. 饮食清淡，少油、少盐、少糖。口味要清淡些，每人每天烹调油摄入量不超过 25~30 克，食盐不超过 6 克，糖不超过 50 克。尽量少吃高脂、高盐、高糖、过辣食物。

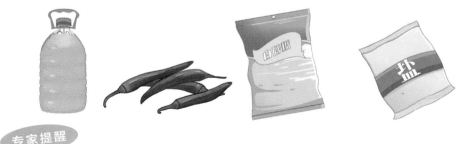

专家提醒

动物内脏中胆固醇含量较高，不宜过多食用；烟熏、腌制肉制品也要少吃。另外，要坚决拒绝野味，不吃野生动物。

坚持健康的饮食行为

健康的饮食行为对维持消化系统健康、预防消化系统癌症也非常重要。

三餐有规律

研究表明，在早、中、晚这三个时间段里，人体的消化酶特别活跃，这就说明人的一日三餐是由生物钟控制的，三餐都必须吃，而且要定时定量，否则消化系统正常的消化规律就会被打乱，时间久了，就会诱发或加重相应的消化系统疾病，进而降低身体的免疫力。

三餐	建议时间	用时
早餐	6:30~8:00	15~20 分钟
午餐	11:30~13:00	30 分钟
晚餐	18:00~19:30	30 分钟

一口饭嚼够 30 次

有的人吃饭狼吞虎咽，一碗饭三两口就下肚了，结果食物没嚼烂，囫囵吞下去，必然会加重胃的负担，影响消化，这很容易造成胃炎和胃溃疡。所以，吃饭应细嚼慢咽，每一口都要细细地咀嚼 30 次，让唾液、消化酶与食物充分"搅拌"，不仅能够使食物很好地消化，而且营养也会被很好地吸收。另外，吃得太快，还容易造成饮食过量，不仅肠胃负担重，还会引起肥胖，这些都是致癌的危险因素。

吃饭要专心

有的人喜欢边吃饭边看书、看电视、玩手机、说笑聊天，或者边吃饭边工作，这样吃饭，一方面不能品尝食物的美味，另一方面也会让人在不知不觉中吃过多的食物，妨碍胃肠的消化吸收，引发或加重消化系统疾病。

餐后先静坐半小时

吃完饭后，不能立即躺下或者进行剧烈活动，也不能马上投入学习或工作，这样都不利于食物的消化吸收。建议在餐后静坐半小时，静坐后可以缓慢散步，以帮助胃肠消化吸收。也可以在餐后轻轻摩揉胃腹部，这样对促进胃肠功能有一定的作用。

每餐吃到七成饱

除了三餐规律，进食量也要有节制，切忌暴饮暴食，如果突然摄入过多的食物，会完全打乱胃肠道消化吸收的正常规律，对胃、胰腺、肝脏、胆囊、肠道等消化器官都会造成损害。

建议大家吃到七成饱就可以了。所谓七成饱，就是感觉并没有饱，但对食物已经没有那么热情了，吃饭的速度也明显下降，把食物撤走或者转移注意力，很快就会忘记吃东西的事情。如果在这个量停下进食，人既不会提前饥饿，也不容易肥胖。

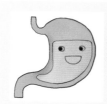
七成饱：感觉胃还没有满，但可吃可不吃，果断地放下筷子，离开餐桌。

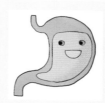
八成饱：感觉胃里满了，但再吃几口也可以。

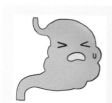
九成饱：感觉胃已经胀满，有点不舒服了。

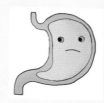
十成饱：感觉胃都胀痛了，一口都吃不下了。

专家提醒

七成饱感觉的建立需要我们自己不断感受和调整，是要花一定时间的，很多人一开始都做不到，所以这里教大家一个简单的判断标准：如果你三餐时间很规律，并且两餐中间也进行了适量的加餐，但在吃正餐之前还是很饿，就说明上一次正餐没达到七成饱，可适当再增加一点饭量。

不盲目节食

现在很多年轻人为了减肥，刻意地进行节食，比如不吃早餐或晚餐，不吃主食和肉类，只吃蔬菜和水果等。这种盲目节食的方法在短期内确实能达到减肥的目的，但却容易导致营养不良，引起内分泌失调，致使免疫功能下降，并诱发消化道慢性炎症、胆结石、厌食症等疾病，对身体健康的危害很大。

🔍 戒烟限酒

　　戒烟是最经济、有效的防癌措施，吸烟者应尽早戒烟，如果靠自己实在戒不掉，可去医院的戒烟门诊，在专业医生的指导下戒烟，必要的时候可以服用一些药物来辅助戒烟。

　　酒也尽量少喝，以减少对肝脏的损害。在《中国居民膳食指南科学研究报告（2021）》中有明确的规定，建议成年男性每日酒精摄入量不超过 25 克，女性不超过 15 克，换算成各种酒的量大致如下所示：

酒类	25 克酒精	15 克酒精
52 度白酒	60 毫升	36 毫升
38 度白酒	82 毫升	49 毫升
葡萄酒（8%~15% 酒精含量）	390 ～ 200 毫升	230 ～ 120 毫升
啤酒（2%~5% 酒精含量）	1500 ～ 600 毫升	900 ～ 370 毫升

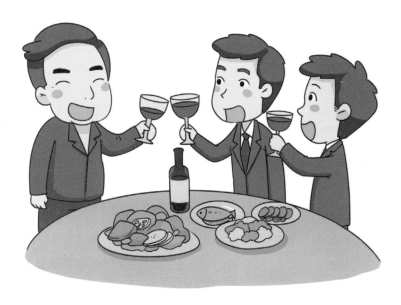

有应酬实在推不掉，就尽量少喝点酒

🔍 保持健康的体重

控制体重有助于降低患癌的风险，建议大家通过合理膳食和适度运动，把体重保持在正常范围内，即体重指数（BMI）18.5~23.9。

体重指数（BMI）= 现有体重（千克）÷ [身高（米）]^2

判断标准

体重	消瘦	正常	超重	肥胖
体重指数	< 18.5	18.5~23.9	24~27.9	≥ 28

同时，控制腰围也是非常重要的，成年人腰围 <90/85 厘米（男 / 女）为正常，大于该数值则提示需要减肥。

🔍 远离各种污染

预防癌症就要远离各种污染，包括辐射污染、空气污染、水质污染、土壤污染、食品污染等。对于自己没有办法改变的情况，一定要做好自我保护措施。

1.尽量远离环境污染严重的地区，如果是职业需要，一定要加强个人防护，工作时戴好口罩，穿戴好防护服等防护用具，勤洗手、洗澡，勤换衣服，尽量减少致癌物的危害。

2.雾霾天气尽量不开窗，出门的时候要戴能有效过滤 $PM_{2.5}$ 的口罩，回家后洗手、换衣服。

3.避免吸二手烟。

4.做饭的时候打开抽油烟机，并且在关火后继续让抽油烟机运行几分钟，避免油烟污染室内的空气。

5.家里装修、装饰或购买家具、家居用品的时候，尽量购买采用绿色环保材料所制的家居用品，以避免有毒有害物质污染室内空气。

6.注意饮食卫生，不喝生水，瓜果蔬菜要洗净，减少农药残留；尽量少在外面用餐，尤其是街边小食摊。

🔍 接种防癌疫苗

接种疫苗可以促使免疫系统产生相应的抗体，有助于预防特定癌症的发生。目前主要接种的是人乳头瘤病毒疫苗（HPV 疫苗）和乙型肝炎病毒疫苗（简称乙肝疫苗）。

HPV 疫苗

HPV 疫苗是全球第一个肿瘤疫苗，对 9~45 岁的女性有预防作用，其安全性和有效性已经得到了世界权威机构的广泛认可，如果女性能在首次性行为之前注射 HPV 疫苗，会大大降低癌前病变和宫颈癌的发生，同时还可预防外阴癌、肛门癌、阴道癌等癌症以及生殖器疣等疾病。目前我国获批的 HPV 疫苗有以下三种。

疫苗类型	能预防的 HPV 亚型	适应人群	接种时间和剂次
二价	16/18	9~45 岁女性	第 0、1、6 个月共 3 剂
四价	6/11/16/18	20~45 岁女性	第 0、2、6 个月共 3 剂
九价	6/11/16/18/31/33/45/52/58	16~26 岁女性	第 0、2、6 个月共 3 剂

专家提醒

目前引起宫颈癌的 HPV 亚型至少有 13 种，所以，接种了 HPV 疫苗并不意味着就再无患宫颈癌的风险，成年女性依然需要定期进行宫颈癌筛查，并在日常生活中注意预防 HPV 感染。

乙肝疫苗

乙型肝炎病毒感染是肝癌发生的危险因素，接种乙肝疫苗能减少肝炎的发生，可间接预防肝癌。乙肝疫苗主要用于婴幼儿，第 0、1、6 个月各注射 1 针。成人在接种乙肝疫苗之前需要检查乙肝 5 项，没问题后再按程序接种，接种疫苗后再复查一次乙肝 5 项，如果发现抗体不达标的话，需要补种加强剂 1~2 针。

第五章

癌症是一种
心身疾病，心态积极
是防治的关键

临床上，常常出现这样一种现象：凡是精神压力大、抑郁寡欢、悲观绝望或性情暴躁的癌症患者，生存期和生活质量都低于预期；而那些情绪乐观、心境开阔、积极求生、无所顾虑的癌症患者，即使病情较重，其生存时间也会高于预期，甚至能带瘤生存。其实，这就是精神、心理因素对癌症治疗效果的影响，需要患者和家属的共同努力。

☆癌症自测法
☆饮食小百科
☆读者交流圈
☆健康大讲堂

微信扫码

癌症患者：你强它就弱，要有打持久战的意志

即使并未告知，有很多癌症患者也可能会猜到自己的病情，由此而产生巨大的精神压力，这是可以理解的，毕竟面对癌症，能够保持淡定、乐观的人还是少数。但据临床研究显示，凡是积极乐观的癌症患者，往往会获得更长的生存期。所以，癌细胞有时候也是"欺软怕硬"的，你强它就弱，只有坚定意志跟它打持久战，才能战胜它。

守好精神这道防线

美国著名的心理学家马丁·加德纳曾经做过一个实验：

让一名死刑犯躺在床上，告诉他将被处死，然后用木片在他的手腕上划了一下，同时打开预先准备好的水龙头，让它向床下的一个盆里滴水，滴水的节奏由快到慢，那个死刑犯也由开始的恐惧变得颓废，最后昏了过去。

这个实验在当时受到了司法当局的起诉，但它也告诉了我们一个事实：精神是生命的支柱，一旦从精神上摧垮了一个人，那么生命也就失色了。

面对癌症也是一样，很多患者在不知道病情的时候，病情控制得很好，一旦得知了自己患的是癌症，往往病情就急转直下，患者很快就去世了，原因就是精神垮了。所以，很多癌症患者过早地离开人世，并不是被癌症本身打败，很大程度上是被吓死的。患者自己的精神支柱坍塌了，整天吃不下饭，睡不着觉，从精神上就放弃了生存的信念，那即使有再高明的医生、再好的药物，也很难治好他的病。所以，劝告大家，癌症来了，不要怕，守好精神这道防线至关重要。

保持积极乐观的心态

经常有患者和家属问我："乐观积极的心态能抗癌吗？"光靠乐观的心态当然不能直接杀死癌细胞，但对治疗有帮助。

有一位老年患者，做过胃癌和结肠癌的手术，手术后，能下床时，他就适当到室外溜达，与病友乐呵呵地聊天，丝毫没有悲观的念头。出院后经常参加体育锻炼和集体活动，培养兴趣爱好，根本看不出是个中晚期的癌症患者。至今已过去 10 多年了，身体状况和气色与常人无异，连主治医生都佩服他。

其实，他这种积极乐观的心态正是他与癌症作斗争的法宝。信念坚定，心胸豁达，有效地增强身体的免疫功能，激发生命活力，往往能起到药物起不到的作用。所以，即使治疗的过程很艰难，患者也要尽可能地保持一个好的心态。记住，你越是害怕，越是悲观，癌细胞便越猖狂。正所谓"狭路相逢勇者胜"，不怕它，才有机会战胜它。

🔍 与癌症抗争要打持久战

癌细胞容易扩散和转移，有时候在手术前就已经转移了，所以对大部分癌症患者来说，单靠手术是无法治好癌症的，还需要综合化疗、放疗、靶向治疗、免疫治疗等多种方法，这也就导致癌症的治疗周期长，康复时间也长，这不仅是对患者身体的考验，对心理更是。

比如很多患者心理上都存在对治疗缺乏信心、担心家庭经济无法承受、担心家人会放弃自己等问题，出现这些消极心态很正常，但要注意及时调整好，强大的信念和顽强的意志可以创造生命奇迹。同时，要在身体允许的情况下，积极补充营养，锻炼身体，尽可能增强体质，以抵抗治疗过程中的不良反应，支撑漫长的康复期。

毕竟，与癌症的抗争是一场持久战，无论多么痛苦，你必须坚持下来，坚持才有生存的希望。

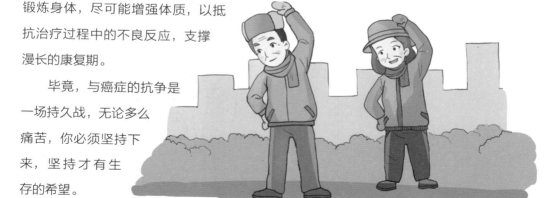

积极锻炼，提高身体素质，对抗癌细胞

患者家属：有温度的陪伴，做患者的精神支柱

在与癌症持久战中，单单靠患者一个人的力量是远远不够的，还需要家属的支持、关怀与照顾，帮助患者打消顾虑、缓解恐惧、树立信心，成为患者康复之路上的精神支柱。

🔍 调整心态，与患者相互沟通

癌症不仅是对患者的折磨，也是对家属的折磨。但不管怎样，家属必须承认这个现实，调整好自己的情绪，然后与患者坦诚沟通。

1. 调整好自己的心态：作为癌症患者的家属，同样会产生焦急、痛苦、害怕等各种各样的情绪，家属可以加入一些癌症患者的交流群，从而分担情绪，获得一些指导；多了解一些跟癌症相关的知识，就不会因为病情变化而害怕、无助，也能给

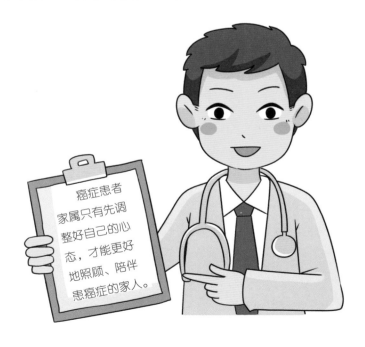

癌症患者家属只有先调整好自己的心态，才能更好地照顾、陪伴患癌症的家人。

患者解释病情，减轻其恐惧感；与一些医生交朋友，可以及时获得疾病的治疗方案；治疗的目标要制订得低一些，比如患者生存半年算及格，一年算优秀，那就积极治疗，用心照顾，等达到目标后，再去挑战新的目标。

2. 积极聆听患者的倾诉： 患者渴望表达他的内心感受，家属要注意主动、耐心地倾听患者的倾诉，即使你非常不愿意听，也要勉强自己做到。针对患者目前的心理状态和所忧之事，有针对性地给予安慰、引导。有时候患者和家属会相对无言，这时家属也不必强迫自己和患者说话，要尽可能减轻患者心理上的负担，给予他们足够的爱和陪伴。

3. 给患者的反应要适当： 面对患者的悲伤、难过、恐惧、抑郁等情绪，家属一定要表现出和其共度难关的意愿，使患者获得心理上的安慰和支持。当然，有时患者蓄积的情绪会爆发出来，家属也不必一味地忍受，在理解患者的基础上坦诚地表达自己的感受。如果患者提出的要求无法做到，要小心与其沟通，让患者知道你的能力极限，配合解决问题才能让患者放宽心。

🔍 做好家庭护理

1. 注意患者的服药情况，比如用药的剂量、时间、次数，以及是否有不良反应，如有，应及时反馈。

2. 家属要密切注意患者的病情变化，是否有复发或转移的迹象，与医生护士多沟通交流，有问题及时处理。

3. 给患者提供适宜的休养环境，保证空气流通和环境清洁、安静，保证患者的睡眠质量。

4. 帮助患者做好个人卫生，比如勤洗手、大小便后的清洁、口腔清洁、皮肤清洁、衣物换洗等。

5. 根据患者的恢复情况，提供适宜的饮食，保证高热量、高蛋白质、高维生素，同时要注意饮食卫生。

6. 对卧床的患者，要帮助其保持较舒适的体位，勤翻身、按摩，避免肌肉功能萎缩或褥疮。

鼓励患者积极参与康复

在照顾癌症患者时，家属不能事事代劳，把患者能做的、不能做的都包揽下来，这样不但不能帮助患者，反而会让患者产生一种孤立感，觉得自己很无用，活得没有价值，是家人的负担，会让患者更颓废，失去对生活的信心。

家属应该鼓励患者去做力所能及的事情，比如外出散步、做做轻缓的运动、买菜、收拾家务等，让其觉得自己有能力进行一些治疗以外的活动，积极主动地参与自己的康复活动，增强活下去的信心。在患者进行康复活动时，家属尽量抽时间陪伴，适时给予爱护、支持和鼓励。患者和家属双方应共同努力，提高生活质量，延长生存期。

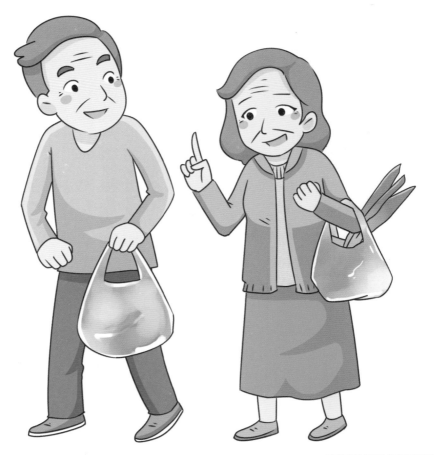

有温度的陪伴很重要

第六章

专家解答：癌症患者和家属最关心的问题

癌症是一种复杂的疾病，每个患者的病情不同，治疗方案和预后都不一样，一些专有名词和医学术语也不好理解。

因此，在与患者家属沟通时，他们总会有各种各样的问题。本章就挑选一些患者及家属最关心的问题，来为大家答疑解惑，希望大家能对癌症的治疗多些了解，更好地配合医生，提高治疗的效果。

☆癌症自测法
☆饮食小百科
☆读者交流圈
☆健康大讲堂

微信扫码

医生常说的 5 年生存率是怎么回事

临床上，当医生跟患者家属交待病情时，总会提到一个词——五年生存率。这到底是一个什么样的指标呢？

什么是 5 年生存率

5 年生存率，其实是一个统计概念，指的是某种癌症经过各种综合治疗后，生存期达 5 年以上的患者比例。比如乳腺癌的 5 年生存率为 82% 以上，指的是患了乳腺癌的患者，经过综合治疗后，有 82% 的患者存活时间超过 5 年。

专家提醒

5 年生存率不等于活 5 年，它反应的是一个群体的数据，是肿瘤科医生用来评价癌症治疗效果的一种说法，具体用到每个患者身上时，会有个体化的差异。所以患者千万不要盲目恐慌或者放弃治疗。

为什么选择 5 年作为标准

癌症之所以难以治愈，是因为癌细胞容易转移、扩散，而且这种转移、扩散可能在治疗前就已经出现了。手术切除的只是能看见的癌症病灶，可能会有一部分癌细胞残留，过一段时间会再度繁殖，于是癌症就复发或转移了。癌症一旦出现复发和转移，病情通常会加重，可能危及生命。

根据临床数据统计，80% 的复发和转移发生在手术后的 3 年之内，10% 发生在手术后的 5 年之内。所以，各种癌症根治术后五年内不复发、转移，再次复发和转移的机会就很少了，基本可以认为达到了临床治愈，因此医学界才用 5 年生存率来表示各种癌症的疗效。

专家提醒

也有极少一部分患者在 5 年后出现复发和转移，这就需要癌症患者在术后一定要巩固治疗，定期检查，长期监测，防止复发，即使有转移和复发也能及早治疗。

🔍 5 年生存率和什么有关系

先来看一下我国常见癌症的总体 5 年生存率和 I 期 5 年生存率。

癌症	5 年总体生存率（%）	I 期 5 年生存率（%）
乳腺癌	82	> 90
肺癌	19.7	70~90
胃癌	35	70~90
结肠癌	57.6	> 90
直肠癌	56.9	> 90
肝癌	12	65
食管癌	30.3	70~90
宫颈癌	59.8	99~100
甲状腺癌	84.3	98~100
前列腺癌	53.8	90~95
子宫内膜癌	72.8	81~91
鼻咽癌	45	> 90
卵巢癌	39.1	> 80
脑 / 中枢神经系统肿瘤	18.2	50~80
胰腺癌	7.2	50~70
膀胱癌	67.3	> 90
肾癌	62.0	> 90
喉癌	51.7	> 90
睾丸癌	48.0	99
口腔癌	42.2	> 80
黑色素瘤	38.8	> 90
淋巴瘤	38.3	70~90
胆囊癌	20.1	> 90

为什么癌症的 5 年生存率会有这么大的差距呢？原因主要有以下几点。

1. 跟癌症类型有关：有些癌症恶性程度低，比如甲状腺癌、乳腺癌等，所以 5 年生存率较高，如果是早期的话，甚至可以治愈。而有些癌症恶性程度高，比如肝癌、胰腺癌、肺癌等，而且早期难以发现，发现时多是晚期了，所以 5 年生存率很低。

2. 与癌症分期密切相关：同一种癌症，分期越早，预后越好；到了晚期，癌细胞已经扩散、转移到全身多处，失去了手术的机会，治疗效果就会很差，5 年生存率也就非常低了。以肺癌为例：

肺癌分期	Ⅰ 期	Ⅱ 期	Ⅲ 期	Ⅳ 期
5 年生存率（%）	70~90	50~60	10~40	< 10

所以，再次强调，癌症一定要早期发现，早期治疗，定期筛查是非常重要的。

3. 与当地医疗水平有关：医疗资源分配不均衡，一线城市三甲医院的医疗水平要远高于二、三、四线城市，在一线城市接受规范化治疗的患者，治疗效果自然会比较好。

4. 与患者的依从性有关：有些患者并不完全信任医生，或者害怕手术后化疗的副作用，并没有完成整个治疗流程，或者擅自在治疗过程中加入各种偏方，影响正规治疗。这些原因都会影响整体的治疗效果，导致癌症复发、转移。

5. 与患者的年龄、心态有关：癌症的 5 年生存率因年龄的不同而有很大的差异，年轻人身体素质好，免疫力更强，往往比老年人的预后更好。另外，患者的心态、情绪也会影响癌症的治疗效果，病情相同的情况下，心态好、积极乐观的患者，生存时间明显要比精神压力过大、悲观、恐惧的患者更长。

🔍 如何提高 5 年生存率

即使患者接受了规范化的治疗，也很难完全清除癌细胞，所以还是有复发、转移的可能。那癌症患者要如何做才能尽可能延长生存期，重获健康呢？重视癌症康复期，积极调理身体，定期复查很关键。

1. 重视癌症康复。癌症患者在治疗后通常体质比较差，免疫力低，如果不改变体质，再度复发的可能性很大，所以，这时候要积极调整生活方式，改掉坏习惯，通过饮食、运动等方法积极调理身体，改善心情，增强体质，使机体处于良好的抗病状态。当免疫监视功能大于癌细胞的扩散能力时，就会杀死体内残存的癌细胞，或者使癌细胞长期处于休眠状态，也能避免复发和转移，患者的生存期自然也就更长了。

2. 定期复查。治疗后的定期复查非常重要，比如胃癌，一般情况下，术后2 年内每 3~6 个月复查 1 次，术后 2~5 年内每半年复查 1 次，5 年后每年复查1 次。这样可以使医生全面了解患者的恢复情况，有问题及时解决。

专家提醒

并不是5 年之后就高枕无忧了，患者依然不能放纵自己，还需要坚持健康的生活方式，定期复查，以获得更长的生存期，提高生活质量。

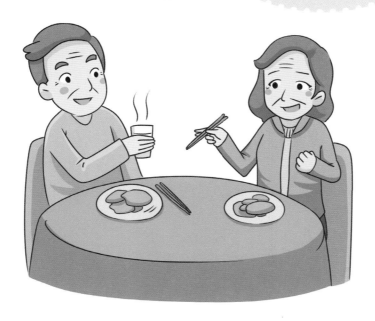

化疗、放疗到底有效吗

"化疗太痛苦了，头发都会掉光，也不知道癌细胞能杀死多少。"

"我是早期癌症，手术把肿瘤切除了，为什么医生还让我化疗？"

"听说放疗也会无差别杀伤健康细胞，那还有必要放疗吗？"

"做了化疗，为什么还要做放疗？"

……

临床上，很多患者都会有类似的疑问。确实，化疗、放疗都有很大的副作用，那到底要不要做，有没有效果呢？

🔍 化疗与放疗的区别

化疗，就是化学药物治疗的简称，放疗是指放射治疗，二者都是在临床中应用较为广泛的癌症治疗手段，但又是完全不同的。

治疗手段	具体方法	作用范围	治疗时间	治疗优势	劣势及副作用
化疗	通过口服或静脉注射化学治疗药物杀灭癌细胞	全身治疗	时间较长且副作用比较大，治疗期间需住院观察	治疗范围大，适用面积广，对原发灶、转移灶和亚临床转移灶均有治疗作用	• 癌细胞很难被完全消灭，甚至会逐渐产生耐药性，在化疗间歇期快速生长； • 脱发、心脏损害、白细胞下降、肠胃功能差、食欲减退、呕吐等全身反应比较严重
放疗	利用放射线针对癌肿进行放射，杀死癌细胞使肿瘤缩小或消失	局部治疗	一次放疗只需十几分钟左右，部分患者不需要住院治疗	对一定范围内的癌症治疗效果好，破坏照射区（靶区）的癌细胞，同时保护正常组织	• 无法治疗远处转移或潜在的远处转移癌细胞； • 放射线会对癌细胞和健康细胞造成无差别杀伤； • 皮肤红肿、过敏或咽喉肿痛等局部反应

🔍 化疗、放疗副作用大要不要做

　　化疗的副作用让人很痛苦，所以很多患者都害怕化疗，不想做。到底要不要做呢？有些早期癌症经手术切除可以彻底治愈，术后就不需要再进行化疗、放疗了。但大部分中晚期癌症通常需要术后辅助放、化疗。

　　1. 癌细胞在手术前就已经转移了，手术无法彻底根除，这种情况就需要在术后辅助化疗、放疗，来降低癌症的复发、转移风险。

　　2. 部分晚期癌症患者无法接受手术，也需要通过化疗、放疗来杀死癌细胞，延长生存期。

　　3. 年老体弱、合并症较多或者自身不愿意做手术的患者可以采用放疗缓解癌痛。

　　当然，针对不同癌症，化疗和放疗的效果也是有差异的，主要分为以下三种情况。

单一治疗效果好	单一治疗效果不理想	作用有限
对于部分白血病、淋巴瘤、睾丸癌及很多儿童癌症等，化疗是首选，有时候单独靠化疗就可以实现临床治愈。对于鼻咽癌、宫颈癌、前列腺癌及早期肺癌等，对放疗敏感，用放射疗法就可以使治愈率达 90% 以上。	有一些癌症，单独化疗或单独放疗的效果都不够好，这时可化疗、放疗结合，或辅助其他疗法，以实现更好的治疗效果。	对有些癌症，化疗、放疗的帮助并不大，比如对放疗不敏感，或是对化疗产生了耐药性，或是患者对放、化疗的副作用接受不了等。这时候，为了生活质量，不选择化疗或放疗也是非常合理的。

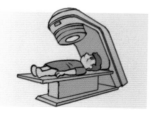

（放射线疗法）
局部治疗

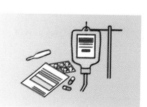

（化学药物疗法）
全身治疗

🔍 化疗、放疗联合使用的优缺点

优点

能取得较好的疗效，比如：化疗后肿瘤缩小，更利于放疗精准杀死癌细胞；有的化疗药物对放疗有增敏作用，可以使放疗作用更强；有的癌细胞因为缺氧，对放疗抗拒，不易被消灭，而化疗比较容易消灭。

缺点

副作用会叠加。化疗会降低免疫力，对肝、肾、胃肠道等器官的副作用很大，而放疗对这些部位也会造成很大的损伤，所以联合治疗时，要尽量选择对进行放疗脏器副作用小的化疗药物，同时放疗的剂量也受到很大限制，对不敏感的癌症治疗效果就差。

联合治疗时，化疗、放疗的先后顺序对疗效也会有很大的影响。一般情况下，局部问题或病变很早，可先行放疗再做化疗；已经出现转移的，大多先做化疗，再进行放疗消灭转移灶；也有些患者化疗太多，反应大，也可先做两周期化疗再放疗，之后再接着化疗。

总之，患者和家属应该了解化疗、放疗的优势和局限性，也应该了解癌症治疗的个体化差异，患者之间互相讨论治疗方法并没有意义，化疗、放疗、手术等各种治疗手段适时、适量、适度的联合，才是癌症治疗的原则。

至于化疗、放疗的副作用，治疗结束后修养一段时间，完全可以恢复正常，相比于癌症对身体的损害，还是利大于弊的。所以，对于术后是否进行放疗、化疗，和癌症的种类相关，还要结合患者的个体情况，以使患者获得最好的治疗效果为目标。

昂贵的质子、重离子治疗效果更好吗

　　2015 年，上海质子重离子医院正式开业，质子、重离子治疗这个最新的高科技治癌手段成为了广大癌症患者治愈的希望。很多患者和家属也来找我咨询关于质子、重离子治疗的问题，这里就给大家介绍一下。

🔍 什么是质子、重离子治疗

　　质子、重离子治疗，也称为粒子治疗或质子刀、重离子刀，就是利用带正电荷的质子或重离子进入人体，释放能量杀死癌细胞的一种放射疗法。也是放疗的一种形式，但比传统放疗技术更进步，二者的区别在于仪器发射出来的射线不同。

　　传统治疗发射的是一种电磁波，无质量，例如 X 线、γ 射线。

　　●放射线照射路径上的所有组织都会被损伤，等到了癌症病灶的时候，射线的能量已经很小了，而且在穿过病灶后，还在继续释放能量损伤正常组织。

　　●为了保护正常组织，无法提高总照射剂量。

传统放射疗法

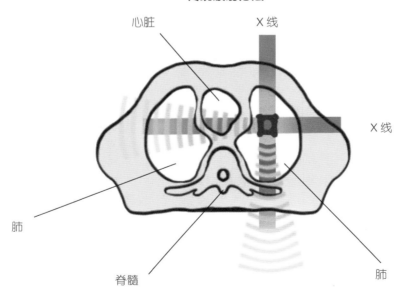

心脏　　　　　X 线

X 线

肺

脊髓　　　　　肺

质子、重离子治疗发射的是质子（来源于氢原子）和重离子（来源于不同元素，目前主要使用碳原子），它们自身带电，同时也有质量。

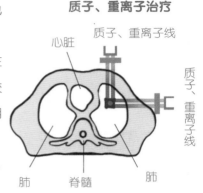

质子、重离子治疗

●类似于"定向爆破"，让放射剂量集中在病灶靶区处，病灶前方正常组织所受到的剂量较小，病灶后方的组织基本无影响，风险和副作用更低一些。

●保护正常组织的同时，病灶受照射剂量大，治疗效果更好，尤其对治疗儿童癌症更有优势。

🔍 质子治疗和重离子治疗有什么区别

医生会根据患者情况选择合适的治疗方式，更复杂的病例甚至可以联合治疗。

●质子体积比重离子小，杀伤力小，对细胞造成损伤后，细胞有机会自愈，一旦照射出现偏差还有修复的可能。

●头颈部癌症、儿童癌症，可以选择更安全的质子治疗。

●重离子的体积大、能量多，杀伤的细胞会彻底死亡，无法恢复，所以对照射精确度要求更高。

●体积大、恶性度高的癌症可以选择重离子治疗。

🔍 质子、重离子治疗安全吗

安全。质子、重离子治疗已经通过国家食品药品监督管理局批准，安全性是早就得到验证的。当然，这里指的是治疗级的安全，不是食品级的安全。和所有癌症治疗手段一样，质子、重离子治疗也会对身体有一些伤害。

🔍 光靠质子、重离子治疗能治愈癌症吗

癌症是一种全身性疾病，而质子、重离子治疗是放疗的一种，属于局部治疗，就像精度更准确的手术，可以消除癌症病灶。所以，对于一些早期癌症，质子、重

离子治疗等局部治疗方法可以做到临床治愈，而对于已发生全身多发转移的中晚期癌症患者，仅仅依靠局部治疗是不够的，需要多学科联合诊疗，以延缓病情发展。

哪些癌症适合质子、重离子治疗

1. 局限性的癌症，即没有发生扩散、转移的癌症。

2. 毗邻重要脏器和组织部位（比如头颈部癌症、腹膜后癌症）的癌症。

3. 适合那些因年纪大、身体弱，或由于合并疾病多等手术困难的患者。

4. 适合儿童中枢神经系统癌症的治疗，尤其是无法手术切除的中枢神经系统的癌症。

什么癌症不适合质子、重离子治疗

质子、重离子治疗主要针对局限性病变，并非适合所有癌症患者。

1. 晚期癌症患者（多发转移、癌症终末期患者等）。

2. 血液系统癌症（白血病、多发性骨髓瘤等）。

3. 同一部位癌症已接受过 2 次及以上放射治疗的患者。

4. 已进行放射性粒子植入治疗的癌症患者。

5. 目前空腔脏器癌症（食管癌、胃癌、结直肠癌等）暂不进行质子、重离子治疗。

6. 无法较长时间保持俯卧或仰卧等体位的癌症患者。

7. 病理未确诊的癌症患者。

专家提醒

质子、重离子治疗是一种放疗技术的革新和进步，对一些癌症患者的治疗具有比较好的效果，能够降低副作用，但它并非"治癌神器"，是否适合质子、重离子治疗需要结合患者个人的情况，由专业医生提供建议。

仿制药的药效和专利药一样吗

对于大部分癌症患者及家庭来说，昂贵的药价是切肤之痛，特别是一些抗癌特效药，每月需花费高达数万元，这对经济条件一般的家庭来说根本承担不起。于是为了治病，他们不得不想方设法购买仿制药。那么，到底什么是仿制药？效果和专利药有何区别呢？

🔍 仿制药是什么

目前，新药上市的时候，都会提出专利申请并获得专利保护，在保护期内，其他企业未经许可不能仿制和销售的药品就是"专利药"。而仿制药，就是在专利药过了专利保护期以后，其他生产商仿照"专利药"而制造出来的药。

🔍 仿制药和专利药有何不同

经过漫长的基础研究、动物试验、人体临床试验，再经过国家药监部门批准之后上市的药物。

价格贵。

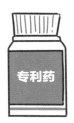

不用冒着风险进行漫长的研发，模仿专利药的成分制作而成，通过国家药监部门的批准上市。

平均价格只有专利药价格的 10%~15%。

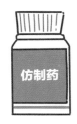

🔍 仿制药的药效如何

专利药要上市，需要国家药监部门的批准，并规定，仿制药必须和它仿的专利药在有效成分、剂量、安全性、效力、作用（包括副作用）以及针对的疾病上都完全相同。比如治疗慢性粒细胞白血病的药物格列卫，印度的仿制格列卫和瑞士诺华的品牌格列卫有效成分 100% 一样，效果和专利药没有区别。

靶向药物和免疫药物的主要区别是什么

靶向药物和免疫药物是抗癌药两大主力，很多患者提问："靶向药物和免疫药物，哪个对我更适合？"这个问题没法回答，因为它们不是一类东西，无法比较，更无法简单替换。

这里就给大家介绍一下这两种抗癌药的区别。

区别要点	靶向药物	免疫药物
作用细胞	作用癌细胞，针对某个特有的基因突变，比如针对白血病（Bcr-Abl 基因突变）的格列卫和针对肺癌（EGFR基因突变）的易瑞沙	作用免疫细胞，通过激活免疫系统来杀死癌细胞，比如PD1 抑制剂、PD-L1 抑制剂等
副作用	过敏反应，指甲改变、皮疹等皮肤毒性，腹泻、呕吐等消化道毒性，高血压、心肌缺血等心脏毒性，急性肺炎、肺出血等肺毒性	皮疹、肠炎、腹泻、肝损伤等
起效速度	较快，如果有效，几个星期肿瘤就会缩小	较慢，可能用药几个月，也无法确定是否有效
对"肿瘤变大"的判断	意味着药物对肿瘤无效，标准操作是停止治疗，换别的药物	部分患者意味着大量免疫细胞进入肿瘤组织，可继续坚持用药
长期效果	一定时期内能显著提高患者存活率，但容易出现抗药性，需要换药，极少出现长期存活或治愈	短期内效果不明显，但会使患者长期受益，一小部分患者会长期存活，甚至被治愈
目前精准程度	针对携带某种特定基因突变的肿瘤，比较精准，效果好	预测疗效很难，不精准

总之，靶向药物和免疫药物没有绝对的好坏之分，关键要看是否适合自己的情况，适合的药物才会产生最佳的治疗效果。

癌症的临床试验，风险很大吗

新药在推向市场之前，都要做一系列药物安全性和有效性的临床试验。对于无法支付高昂的治疗开支，或者是试用现有药物和治疗手段无效的癌症患者来说，临床试验可以说是他们的最后一根救命稻草。于是很多癌症患者愿意一试，本节就讲一下有关临床试验的问题。

什么是临床试验

临床试验是一项有关药物或治疗方法的系统性的研究工作，主要在人体（病人或健康志愿者）上进行，目的是确定此种药物或治疗方法的有效性、安全性，以帮助医生找到改善、控制、治疗疾病的最佳药物或治疗方法。

临床试验的分期

药物临床试验一般分为 I、II、III、IV 期

I 期	II 期	III 期	IV 期
观察癌症患者对于新药的耐受程度、是否安全，为制定给药方案提供依据。	初步评价药物对癌症患者的治疗作用和安全性，为下一期临床试验研究设计和给药剂量方案的确定提供依据。	进一步验证药物对癌症患者的治疗作用和安全性，评价利益与风险关系，最终为药物注册申请的审查提供充分的依据。	考察在广泛使用条件下的抗癌药物的疗效和不良反应，利益与风险关系以及改进给药剂量等。

🔍 临床试验是否安全

这也是很多患者质疑的地方，其实，临床试验的安全性还是有保证的，主要体现在以下几个方面。

1. 任何临床试验的开展，都需要经过伦理委员会的批准，都要遵从伦理原则和科学原则，因此试验方案必定会使受试者的风险最小化，或风险与预期效益比是合理的。

2. 正规临床试验的入排标准非常严格，并不是任何病情的癌症患者都可以参加，需要考虑年龄、心肺功能、感染、药物相互作用等因素，不符合条件者都要被排除。

3. 受试者在参加临床试验之前，都需要签署一份知情同意书，以便让其了解关于临床试验的重要事项，再决定是否参与试验。

4. 在参加临床试验的过程中，不论出于何种原因，只要受试者不愿再继续进行临床试验，就可以随时退出，不会受到强制。

5. 在参加临床试验过程中，可能会出现各种不良反应，研究人员会尽可能处理，必要时退出试验治疗，更换临床其他治疗方案。

🔍 临床试验：受益与风险并存

任何的癌症治疗都是双刃剑，临床试验也是如此，受试者可能会获得奇效，也可能无效，甚至是未知的副作用。

临床负责试验的一般都是该领域比较权威的专家和权威的医院，受试者有机会定期接受研究组的详细医学检查，因而很有可能得到生存时间的延长。

癌症的临床试验都是免费的，可在一定程度上减轻患者的家庭经济负担。

使用的新药或新方案可能会比当前的标准治疗效果更好。

可能存在的获益

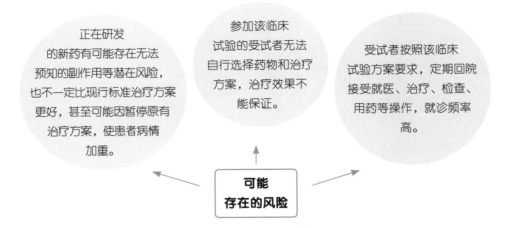
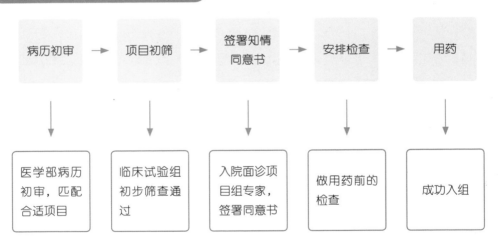

参加临床试验对患者有什么要求

　　所有的临床试验都有关于患者是否可以参加临床试验的入选标准和排除标准，这些标准是根据以下因素来制定的：年龄、性别、疾病类型和阶段、治疗史、患其他疾病情况等。

　　根据以上因素，大部分的临床试验需要提供CT、磁共振、病理等检查报告，如做过治疗，还需要出院小结。